GERGELIM

a semente da saúde

Este livro é uma obra de consulta e esclarecimento. As receitas e técnicas aqui descritas têm o objetivo de complementar – e não substituir – o tratamento ou cuidados médicos. As informações aqui contidas não devem ser usadas para tratar uma doença grave sem prévia consulta médica.

BEATRIZ R. ASSUMPÇÃO

GERGELIM

a semente da saúde

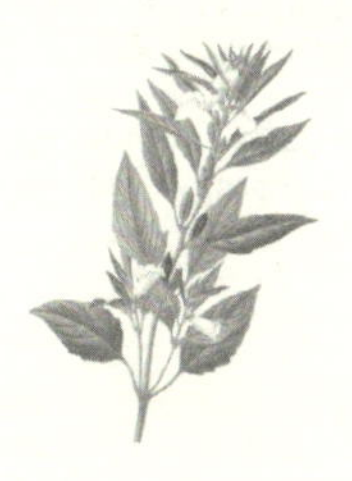

São Paulo
2009

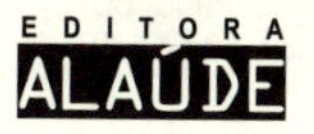

1ª edição em junho de 2008 - Impresso no Brasil

Publisher/Editor: Antonio Cestaro
Editora: Alessandra J. Gelman Ruiz
Capa: Walter César Godoy
Editoração: Vivian Vigar
Copidesque: Rosana Braga
Revisão: Marcela Roncalli
Consultoria em macrobiótica: Edmylson Federzoni

Dados Internacionais de Catalogação na Publicação (CIP)
(Câmara Brasileira do Livro, SP, Brasil)

Assumpção, Beatriz Retondini
Gergelim : a semente da saúde / Beatriz Retondini Assumpção.
-- São Paulo : Alaúde Editorial, 2008.

1. Culinária 2. Gergelim 3. Gergelim - História 4. Gergelim - Uso terapêutico 6. Natureza - Poder de cura 6. Naturopatia 7. Saúde - Promoção I. Título.

08-04018 CDD-615.535

Índices para catálogo sistemático:
1. Gergelim : Alimento natural : Promoção da saúde : Medicina natural 615.535

ISBN 978-85-98497-91-4

R. Hildebrando Thomaz de Carvalho, 60
CEP 04012-120 - São Paulo - SP - Telefax: (11) 5572-9474 / 5579-6757
alaude@alaude.com.br
www.alaude.com.br

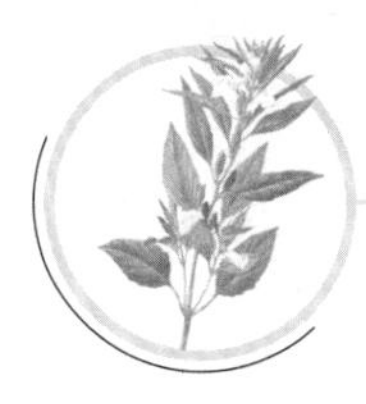

SUMÁRIO

Apresentação 7

Capítulo I Preciosas sementes, inúmeras possibilidades 9

Capítulo II Nutrientes e derivados 16

Capítulo III O gergelim e a saúde 44

Capítulo IV O gergelim e o trato intestinal 54

Capítulo V O gergelim e a Medicina chinesa 62

Capítulo VI Pesquisas clínicas e farmacológicas 69

Capítulo VII O gergelim na Medicina macrobiótica 72

Capítulo VIII Receitas da alimentação macrobiótica 79

Capítulo IX Receitas deliciosas com gergelim 121

Referências bibliográficas 147

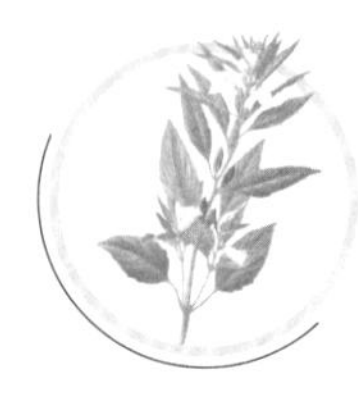

AGRADECIMENTOS

Agradeço a todos aqueles que, pacientemente, colaboraram comigo nesta pesquisa, bem como na realização do trabalho, e que me ouviram e opinaram sobre o resultado com dedicação. Particularmente, agradeço a Edmilson Federzoni, Ronald Magri e Luís Fernando Yazbek.

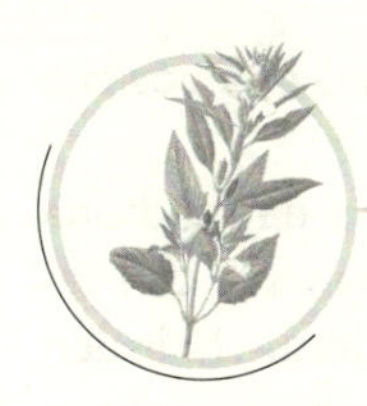

APRESENTAÇÃO

O aumento significativo do câncer de cólon, bem como a leitura do livro *O segundo cérebro*, do doutor Michael D. Gershon – que comprova que 95% da serotonina do corpo é fabricada nos intestinos – levaram-me a buscar saídas terapêuticas para a constipação intestinal, que é o início de distúrbios que se tornam muito sérios ao longo do tempo.

Daí nasceu este trabalho de pesquisa acerca do gergelim. Constatei que as sementes desse vegetal, também conhecidas como *sésamo*, além de serem altamente eficientes para lubrificar os intestinos, possuem outras capacidades importantíssimas para o corpo humano. Seu uso é pouco conhecido e divulgado aqui no Ocidente, mas bastante indicado por médicos naturalistas.

Este livro trata sobre a versatilidade do gergelim, de seus mais variados usos, peculiaridades, e das propriedades terapêuticas a partir da sua composição química.

Iniciei um estudo baseado na visão da Medicina ocidental e seus detalhamentos, e pela visão da Medicina chinesa, que conta com um enfoque holístico a partir da percepção, observação e constatação, e de relatos de pesquisas clínicas e farmacológicas do Oriente. A conclusão é este pequeno tratado, rico em informações, indicações, receitas e dicas sobre o gergelim.

Abre-te sésamo, com suas preciosas sementes e infinitas possibilidades!

Ótima leitura, muita saúde e bom proveito!

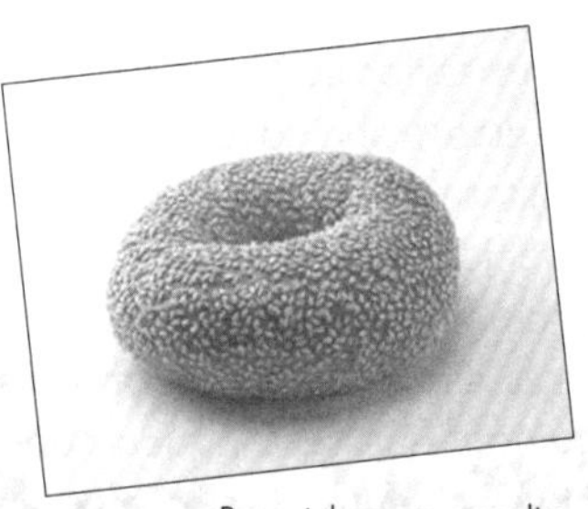

Rosquinha com gergelim

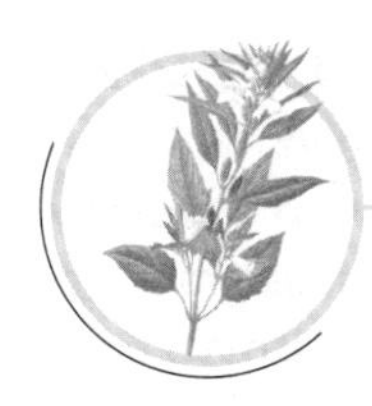

CAPÍTULO I

PRECIOSAS SEMENTES, INÚMERAS POSSIBILIDADES

O que é gergelim

O gergelim (*Sesamum indicum L.*) pertence à família *Pedaliaceae* e é considerado como originário da parte tropical da Ásia. No entanto, alguns estudiosos afirmam que sua origem é incerta, pois existem divergências sobre o assunto. Alguns autores alegam que o gergelim é oriundo da África tropical, e outros dizem ser da Mesopotâmia.

No Brasil, o gergelim foi introduzido pelos portugueses no século XVI.

O termo gergelim, por sua vez, é usado somente no Brasil, e provém do árabe vulgar *gilgilan*, e do árabe clássico *ğulğulãn*, que significa "grão de coentro". É também conhecido por outros nomes, como sésamo, girgilim, zerzelim, zirzelim e jorgelim. Sésamo, segundo alguns dicionários de espanhol, é sinônimo de alegria, e *ajonjolí* é gergelim em espanhol.

Alimento de alto valor nutricional, rico em óleo e proteínas, além dos fins alimentares, seus grãos encontram diversas aplicações na indústria farmacêutica, cosmética e química. É bastante aproveitado, por exemplo, na composição de biscoitos e margarinas. No uso caseiro, costuma ser indicado para queimaduras, como regulador intestinal, entre outros. A torta obtida da prensagem dos grãos constitui-se em um excelente concentrado para a alimentação animal.

O primeiro documento encontrado sobre o gergelim como planta cultivada data de 1600 a.C., na Mesopotâmia. Sua história está relacionada a muitas crenças. Os assírios acreditavam que os deuses, antes de criar o mundo, teriam tomado vinho feito de suas sementes. Os hindus dizem que o gergelim foi criado por Yama, deus da morte, sendo utilizado nos funerais como símbolo de pureza e imortalidade.

O gergelim ficou conhecido no Ocidente quando as grandes navegações tiveram início. No século XVII, alcançou as terras da Inglaterra. Dois séculos mais tarde, em função do tráfico de escravos, a semente atravessou o oceano Atlântico e chegou às Américas, onde era considerado símbolo de boa sorte. Muito usado na cultura árabe, hindu e japonesa, e, em menor escala, em outras culturas, é largamente consumido nos dias atuais em todo o mundo.

Curiosidades

- Conta-se que Alexandre, depois de invadir a Índia, mandou aprisionar dois nativos da região, para que eles revelassem o segredo da resistência física que exibiam, já que eram capazes de correr horas a fio como guias do exército macedônio, sem se queixar de sede ou fome.
- Genghis Khan, o grande conquistador, mandava misturar gergelim a iogurte e queijo em sua alimentação, para resistir ao frio, à fome e à exaustão.
- Mahatma Ghandi, ao programar suas famosas greves de fome, em protesto ao domínio inglês, costumava misturar o óleo de gergelim com ovas de peixe. Assim, segundo Nerdius, ele suportava os horrores da fome por um período de até 40 dias e não debilitava seu organismo.

O cultivo do gergelim

O gergelim é uma planta anual, herbácea ou semi-arbustiva, de ciclo variável de três a seis meses, dependendo do modo de cultivo, e que pode atingir até dois metros de altura, em solos férteis.

Possui características morfológicas variáveis em função do cultivo, que pode ser constituído de apenas uma haste, sem ramificações (no caso de plantas precoces), e semi-ramificadas ou ramificadas (nas plantas de ciclo longo ou tardio).

As folhas têm formatos diferentes. As da parte inferior são longas, apresentando contorno dentado ou lobulado irregular, enquanto as da parte superior são lanceoladas, apresentando folhas alternadas.

As flores são completas, ou seja, hermafroditas, podendo apresentar coloração branca, rósea ou violeta. Os frutos são cápsulas pilosas, com duas a quatro lojas, contendo, cada uma, várias sementes de coloração que varia entre branco, acinzentado e preto. É sabido, ainda, que as sementes pretas contêm duas vezes mais cálcio e vitamina A que as sementes brancas.

As sementes de gergelim têm aproximadamente três milímetros de comprimento, três de largura e um de espessura, com variação do teor de óleo de 45 a 63%, dependendo do cultivo e de suas condições. Os frutos com sementes escuras não têm valor industrial, mas mantêm suas propriedades benéficas para uso caseiro e medicinal.

O gergelim é normalmente autopolinizado, embora a polinização por insetos seja comum. As sementes amadurecem de quatro a seis semanas após a fertilização. O crescimento é indeterminado, ou seja, continua a produzir flores e cápsulas tão amplamente quanto o tempo permitir.

Quando o fruto está maduro e seco, é naturalmente deiscente pela sua parte superior, por onde as sementes se libertam.

Classificação científica

Reino: *Plantae*
Divisão: *Magnoliophyta*
Classe: *Lamiales*
Família: *Pedaliaceae*
Gênero: *Sesamum*
Espécie: *Sesamum indicum*

O gergelim é uma planta de grande valor econômico e com um enorme mercado potencial, pois suas sementes contêm cerca de 50% do peso em óleo de excelente qualidade, que pode ser utilizado na fabricação de margarinas, cosméticos, perfumes, sabões, tintas, remédios e lubrificantes. Ou seja, trata-se de um óleo precioso utilizado na indústria, na Medicina, na economia doméstica, e consumido diariamente por milhões de pessoas.

Além disso, a torta, resíduo da prensagem das sementes, possui cerca de 40% de proteínas e 13% de resíduo mineral, constituindo-se em um bom concentrado para a alimentação animal, especialmente para bovinos, suínos e aves.

De acordo com dados da Embrapa – Empresa Brasileira de Pesquisa Agropecuária, o gergelim é cultivado em 71 países, especialmente na Ásia e África. A produção mundial está estimada em 3,16 milhões de toneladas, obtidas em 6,56 milhões de hectares, com uma produtividade de 481,4 quilos por hectare. A Índia e a Birmânia (Mianmar) são responsáveis por 49% da produção mundial.

O Brasil é um pequeno produtor, com 15 mil toneladas produzidas em 25 mil hectares e rendimento em torno de 600 quilos por hectare (dados de 2005). Além do cultivo tradicional na maioria dos Estados nordestinos, o gergelim é cultivado em São Paulo, Goiás (maior produtor), Mato Grosso e Minas Gerais.

Na região nordeste, é plantado em pequenas áreas chamadas terreiros, sendo destinado à alimentação (farinha e doces), como produto medicinal, além de uma pequena parcela para exploração do óleo.

Por ser uma planta de bom nível de resistência à seca e de fácil cultivo, aliada à grande ociosidade da indústria de óleo da região – que é de mais de 50% – e da possibilidade de exportação do óleo para países como Itália, Japão, Israel e outros, é possível que, em pouco tempo, passe de cultura de terreiro para cultura de importância econômica para o nordeste.

Pesquisadores da Empresa Mato-Grossense de Pesquisa, Assistência e Extensão Rural (Empaer) também entendem que a produção do gergelim é voltada à agricultura familiar por não necessitar de tanta tecnologia para o cultivo, com produção totalmente manual, como o plantio, manejo e colheita.

Em outros Estados, o cultivo do gergelim vem apresentando resultados positivos na produtividade, o que serve como incentivo para que seja implantado em outras regiões.

Os produtores dos Estados do Rio Grande do Norte, Ceará e Bahia estão exportando o produto para países como Japão e Holanda. Os preços internacionais variam de 500 dólares a 750 dólares por tonelada de sementes, enquanto o óleo extraído com solventes varia de 800 dólares a mil dólares por tonelada. O produto nacional tem recebido boa aceitação, e abre novas perspectivas de expansão da cultura, o que motiva mais pesquisas e investimentos por parte dos produtores.

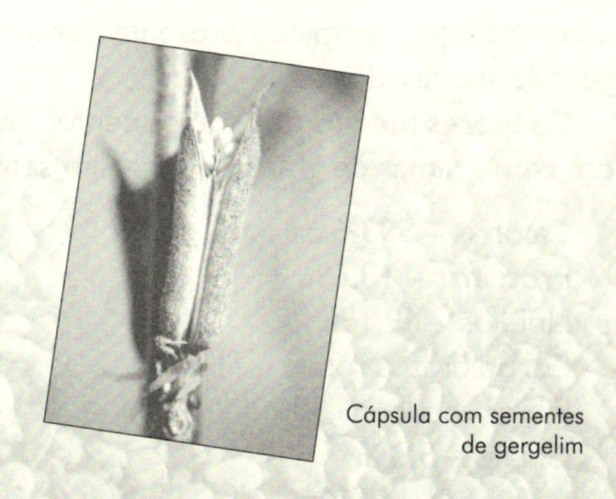

Cápsula com sementes de gergelim

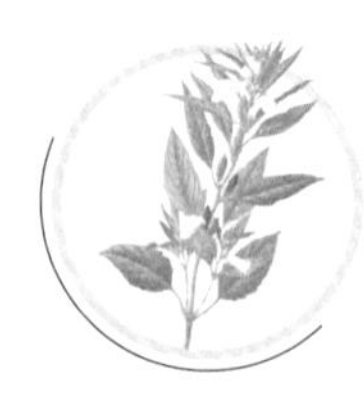

CAPÍTULO II

NUTRIENTES E DERIVADOS

Pequenas, achatadas, de coloração que varia do branco ao preto, as sementes de gergelim contêm uma grande variedade de princípios nutritivos de alto valor biológico. Estudos e pesquisas demonstram que, de acordo com o tipo de solo e de semente, a composição química apresenta características e potenciais variados.

Os teores médios dos componentes encontrados em cem gramas de grãos de gergelim são:

Calorias – 593,6 cal
Proteínas – 18,6%
Lipídios – 49,1%
Carboidratos totais – 21,6%
Fibras totais – 6,3%
Cinzas – 5,3%
Cálcio – 1.160 Mg

Fósforo – 616 mg
Ferro – 10,5 mg
Sódio – 60 mg
Potássio – 725 mg
Vitamina a – 30 μi
Tiamina – 0,98 mg
Riboflavina – 0,23 mg
Niacina – 5,4 mg

Mil sementes pesam, em média, 2,59 gramas.

Vitaminas

As vitaminas encontradas no gergelim são A, B1, B2, B3 e E. As vitaminas são um grupo de nutrientes orgânicos (que contêm carbono), não relacionados quimicamente, essenciais em pequenas quantidades para o metabolismo e crescimento normais, e para o bem-estar físico. Por serem sintetizados em nosso organismo em quantidades insuficientes, esses nutrientes precisam ser obtidos por meio dos alimentos que ingerimos diariamente. Nosso corpo usa as vitaminas para produzir substâncias que têm uma participação vital em muitas das reações químicas de nossas células, essenciais ao seu funcionamento adequado.

Tradicionalmente, as vitaminas são divididas em duas categorias: as lipossolúveis, que podem ser armazenadas no organismo, e as hidrossolúveis, que não são armazenadas em quantidades significativas. Algumas vitaminas têm papel fundamental nas reações produtoras de energia do nosso corpo. Entretanto, as vitaminas em si são fontes insignificantes de energia biológica. A seguir, descrevemos as vitaminas encontradas no gergelim, e suas características e funções.

Vitamina A (ou beta-caroteno)

- Lipossolúvel.
- Aumenta a imunidade.
- Possui efeito anticancerígeno.
- Combate doenças da pele.
- Previne ou reverte o envelhecimento da pele.
- Melhora a visão.
- Acelera a cicatrização de lesões.
- Se consumida em excesso, é tóxica, podendo causar danos à saúde, como malformações congênitas do feto, se ingerida durante a gravidez, e doenças ósseas nos portadores de insuficiência renal.
- Encontrada no gergelim e em outros alimentos, como óleo de fígado peixe, carnes e produtos animais, cenoura, batata doce, brócolis, espinafre, couve, nabo verde e abóbora.

Vitamina B1 (ou tiamina)

- Hidrossolúvel.
- Protege contra os desequilíbrios metabólicos causados pelo álcool.

- Benéfica no tratamento de doenças cardíacas.
- Útil em doenças neurológicas e no tratamento da anemia.
- Atua na desintoxicação do chumbo.
- Aumenta a habilidade mental e a inteligência.
- Ajuda a controlar o diabetes.
- Protege contra a síndrome da morte súbita.
- Útil no tratamento do herpes e de outras infecções.

Comparação entre a porcentagem de vitamina B1 em alguns alimentos:

Semente de gergelim – 98%
Lentilha – 37%
Aveia – 34%
Amêndoa – 24%

Vitamina B2 (ou riboflavina)

- Protege os atletas das lesões oxidativas e melhora o desempenho.
- Protege contra o câncer.
- Protege contra a anemia.
- Tóxica quando consumida em excesso.
- Encontrada no gergelim e em outros alimentos, como leite, queijo, iogurtes, vegetais verdes folhosos, frutas, pão, cereais e carnes.

Comparação entre a porcentagem de vitamina B2 em alguns alimentos:

Semente de gergelim – 24%
Lentilha – 22%
Arroz – 18%
Aveia – 14%

Vitamina B3 (ou niacina)

- Reduz o colesterol e protege contra doenças cardiovasculares.
- Protege e atua como desintoxicante contra poluentes, álcool e narcóticos.
- Previne ou cura a esquizofrenia e alguns outros desequilíbrios mentais.
- Pode ser benéfica no diabetes.
- Alivia enxaqueca.
- Melhora artrite.
- Estimula o interesse sexual.
- Reduz a hipertensão.
- Tóxica quando consumida em excesso.
- Encontrada no gergelim e em outros alimentos, como carnes magras, peixes e aves.

Comparação entre a porcentagem de vitamina B3 em alguns alimentos:

Semente de gergelim – 5,4%
Amêndoa – 3,5%
Soja – 2,2%
Aveia – 1%

Vitamina E

- Lipossolúvel.
- Protege contra distúrbios neurológicos.
- Estimula o sistema imunológico.
- Protege contra doenças cardiovasculares.
- Protege contra a poluição do ar e outras substâncias tóxicas.
- Previne o câncer.
- Previne doenças da mama.
- Reduz os sintomas da TPM.
- Combate problemas de pele e calvície.
- Alivia cãibras musculares.
- Previne abortos espontâneos.
- Aumenta o vigor sexual e atlético.
- Prolonga a sobrevida.
- Tóxica quando consumida em excesso, podendo causar danos à saúde, como sangramento e retardamento da cicatrização de ferimentos, elevação da pressão arterial, perigosos coágulos sanguíneos (por contribuir para sua formação) e sérios distúrbios lipídicos e hormonais.
- Encontrada no gergelim e em outros alimentos, como cereais naturais, ovos, óleos vegetais e folhas verdes.

Minerais

Os minerais presentes no gergelim são: cálcio, potássio, ferro, magnésio e fósforo. Carboidratos, proteínas, lipídios (gorduras, ácidos graxos e colesterol) e vitaminas são substâncias orgânicas, ou seja, são compostos derivados do elemento químico carbono. Além desses nutrientes, necessitamos de certos elementos químicos em sua forma inorgânica, ou seja, não associados ao carbono. Esses elementos químicos em sua forma inorgânica são classificados como minerais nutrientes, e participam de uma série de processos bioquímicos e fisiológicos, necessários à manutenção da saúde.

Essas substâncias são freqüentemente agrupadas em duas categorias, de acordo com as quantidades necessárias em nossa dieta: as superiores a cem miligramas diários, chamadas de minerais, e as muito inferiores a cem miligramas diários, chamadas de minerais-traço.

Dentre os minerais, estão os compostos dos elementos cálcio, magnésio, fósforo, sódio, potássio, enxofre e cloro. Dentre os minerais-traço necessários à saúde humana estão ferro, iodo, cobre, manganês, zinco, molibdênio, selênio e cromo.

Há minerais-traço que parecem ser importantes para outros animais de sangue quente, como flúor, estanho, boro, vanádio, silício, níquel, arsênico, cádmio e chumbo. Ainda não se sabe se esses elementos realmente desempenham algum papel na nutrição humana. Indícios recentes sugerem que o boro proporciona proteção contra a osteoporose.

Veja, a seguir, as propriedades de alguns dos minerais importantes à saúde.

Fósforo

- Vital para ter energia.
- Aumenta a resistência dos atletas.
- Combate a fadiga e é um bom tônico geral.
- Tem papel essencial na estrutura e funcionamento do organismo.
- Tóxico quando consumido em excesso.
- Encontrado no gergelim e em outros alimentos, como leite e seus derivados (os desnatados também são fontes ricas em fósforo).

Cálcio

- Previne e trata a osteoporose.
- Previne o câncer.
- Útil para tratar hipertensão.
- Reduz o colesterol.
- Ajuda a prevenir doenças cardiovasculares.
- Tranqüilizante natural.
- Ajuda aliviar cãibras nas pernas.
- Útil no tratamento e prevenção da artrite.
- Ajuda a manter a pele saudável.

- Tóxico quando consumido em excesso, podendo causar desenvolvimento de cálculos renais, calcificação nos tecidos, deficiência de magnésio e tensão pré-menstrual nas mulheres.
- Encontrado no gergelim e em outros alimentos, como laticínios, salmão, vegetais verdes folhosos e tofu.
- O cálcio diminui a disponibilidade de ferro, aumentando a de vitamina C.

Quantidade de cálcio (em miligramas) em cada cem gramas de alimento:

Alga hijiki – 1400 mg
Alga kombu – 800 mg
Sardinha – 443 mg
Spirulina – 131 mg
Iogurte – 121 mg
Sementes de gergelim – 110 mg
Salmão – 79 mg
Frango – 11 mg

Ferro

- Previne e cura anemia.
- Evita o câncer.
- Estimula a imunidade.
- Melhora o desempenho físico.
- Previne problemas de aprendizado em crianças.

- Tóxico quando consumido em excesso, podendo causar oxidação, diminuição da imunidade e destruição da vitamina E.
- Encontrado no gergelim e em outros alimentos, como carnes, verduras, aves, peixes e casca de soja moída.

Potássio

- Protege contra derrames.
- Previne e trata a hipertensão.
- Melhora o desempenho dos atletas.
- Previne e trata o câncer.
- Tóxico quando consumido em excesso, podendo causar danos à saúde.
- Encontrado no gergelim e em outros alimentos, como frutas e vegetais frescos.

Magnésio

- Os principais oceanos do planeta eram ricos em magnésio e potássio. Hoje, predomina o sódio, mas os líquidos no interior de nossas células permanecem fiéis à composição primordial, a partir da qual surgiu a vida, sendo rica em magnésio e potássio. Uma ótima saúde depende da manutenção dessa condição.
- Protege contra doenças cardiovasculares.
- Útil para evitar hipertensão.
- Benéfico para evitar tensão pré-menstrual.

- Ajuda a prevenir cálculos renais e biliares.
- Útil no tratamento de problemas de próstata.
- Ajuda no tratamento da poliomielite e síndrome pós-pólio.
- Auxilia no combate à depressão.
- Eficaz no tratamento de convulsões em gestantes.
- Benéfico no tratamento de doenças nervosas e neuromusculares.
- Eficaz no tratamento de diarréias, vômitos e indigestão.
- Encontrado no gergelim e em outros alimentos, como carnes, frutos do mar, vegetais verdes e laticínios.

Atividade hormonal, cálcio e magnésio

A calcitonina é um hormônio que incrementa ou estimula o depósito de cálcio nos ossos e conserva o que foi absorvido nos tecidos moles. Já o magnésio estimula a produção de calcitonina; além disso, também incrementa o depósito de cálcio nos ossos enquanto o retira dos tecidos moles, já que muitas formas de artrite são caracterizadas pelo excesso de cálcio nos tecidos, em contrapartida à falta de cálcio nos ossos. Por isso, as dietas ricas em magnésio são indicadas para vários tipos de osteoartrites.

Lipídios

Os lipídios presentes no gergelim são os ácidos oléico, linoléico, linolênico, araquidônico, esteárico, fítico, palmítico, behênico e mirístico, além de fosfolipídios (lecitina). Lipídios consistem em um grupo heterogêneo de compostos biológicos que, diferentemente dos carboidratos e proteínas, são definidos de acordo com sua solubilidade, e não com sua estrutura química. De todas as substâncias biológicas, os lipídios são as menos solúveis em água.

São chamados comumente de gorduras, embora, em uso mais restrito, o termo gordura compreenda os tipos mais abundantes de lipídios, denominados triglicerídeos, triglicérides ou gorduras neutras. Além dos triglicerídeos, entre as substâncias classificadas como lipídios estão:

- fosfolipídios (fosfatidilcolina, fosfatidiletanolamina, fosfatidilserina e fosfatidilinositol)
- colesterol
- esteróides (cortisona, testosterona, estrogênio, progesterona e lignanas)
- esfingolipídios (glicoesfingolipídios, esfingomielina e cerebrosídeos)
- ácidos graxos (saturados, monoinsaturados, poliinsaturados, prostaglandinas e leucotrienos)
- vitaminas A, D, E e K

Altos níveis de colesterol estão associados à maior incidência de doenças coronarianas e ataques cardíacos. A dieta alimentar da sociedade ocidental tende a ser rica em triglicérides (gorduras comuns), colesterol e ácidos graxos, principalmente do tipo saturado. Hoje, sabemos que o maior consumo de ácidos graxos monoinsaturados (como o ácido oléico) e dos tipos poliinsaturados (como os ácidos linoléico e linolênico) podem reduzir os níveis plasmáticos de colesterol e oferecer proteção contra essas doenças.

O linolênico, um ácido graxo poliinsaturado do tipo ômega-6, era considerado, até recentemente, o único ácido graxo essencial para os seres humanos, já que o organismo humano não o produz, tornando-se dependente de suas fontes alimentares. O ácido graxo ômega-3, ácido alfa-linolênico, que é encontrado em certas plantas, hoje também é considerado essencial.

Um conceito importante que está se popularizando é o da fluidez das membranas, que se refere-se à capacidade de resposta das células. Ao envelhecer, as membranas celulares tornam-se menos fluidas e mais rígidas. A proporção entre colesterol e fosfolipídios (principalmente fosfatidilcolina) na membrana celular está associada à sua fluidez. Quanto maior essa proporção, menor a fluidez, e vice-versa. Além disso, quanto maior o grau de saturação dos ácidos graxos na estrutura da membrana, menor sua fluidez. Dentro desse mesmo raciocínio, quanto maior o grau de insaturação do ácido graxo, maior sua fluidez.

A fluidez da membrana celular pode ser influenciada pela alimentação. Dentre os nutrientes que aumentam a fluidez da membrana estão o óleo de peixe e a fosfatidilcolina. Uma alimentação pobre em gorduras saturadas e colesterol mantém a fluidez das membranas; uma alimentação rica nessas substâncias aumenta sua rigidez. Assim, o colesterol bloqueia não só nossas artérias como também nossas próprias células. Disso está surgindo um novo campo de estudos chamado *engenharia das membranas celulares*.

Hoje, existem substâncias feitas a partir dos lipídios que são capazes de conferir fluidez às membranas celulares, e rejuvenescer as células potencialmente. As gorduras, ironicamente, acabarão sendo algumas das substâncias farmacológicas e nutricionais "antienvelhecimento" mais interessantes no combate às doenças, nos próximos anos.

Ácidos graxos

Ácido graxo é a forma predominante de gordura no corpo humano, normalmente associada a outra molécula. Os triglicérides, por exemplo, são a forma mais comum de gordura no organismo, compostos de três moléculas de ácido graxo associadas a uma molécula de glicerol. Os ácidos graxos consistem em uma cadeia de átomos de carbono que termina em um "gancho" químico chamado de grupamento carboxila. Esse "gancho" liga o ácido graxo à molécula de glicerol, a uma proteína ou a uma molécula de colesterol.

Ácidos graxos saturados são aqueles nos quais a cadeia de carbono não contém ligações duplas. As gorduras ricas em ácidos graxos saturados endurecem quando refrigeradas. São eles:

- **Ácido esteárico**: substância branca e cristalina que se encontra na porção sólida da maioria das gorduras animais e vegetais.
- **Ácido palmítico**: as gorduras animais são formadas pelos ácidos palmítico, esteárico e oléico, combinados com a glicerina. A gordura humana é uma mistura de ácidos palmítico e oléico; a mistura de palmitina com a estearina produz a margarina, e essas substâncias estão presentes em quase todos os órgãos, tecidos e líquidos do corpo humano.

Os ácidos graxos insaturados podem ser:

- **Monoinsaturados**: ácidos graxos com apenas uma ligação dupla em sua estrutura. O ácido oléico é a forma mais comum de ácido graxo monoinsaturado natural.
- **Poliinsaturados** (essenciais): de forma restrita, é um grupo específico de ácidos graxos

que o organismo humano não fabrica, e que inclui apenas o ácido linoléico (ômega-6) e o ácido alfa-linolênico (ômega-3). Entretanto, essa classificação é freqüentemente ampliada, de modo a incluir os ácidos graxos fabricados pelo organismo a partir desse par de ácidos graxos.

Ácidos graxos cis

Forma molecular natural e biologicamente ativa dos ácidos graxos insaturados. Nessa forma, as ligações duplas (insaturadas) da molécula são capazes de rápida interação com outras moléculas. Oxidam com facilidade e podem fazer com que os alimentos fiquem rançosos.

Ácidos graxos trans

Ácidos trans são formas moleculares biologicamente inativas de ácido graxo insaturado, que incluem os ácidos graxos essenciais. Como o corpo não pode acessar as partes insaturadas críticas dessas moléculas para propósitos especiais (como a produção de prostaglandinas), elas são usadas para produção de energia, e são metabolizadas de forma bastante semelhante à das gorduras saturadas. Muitos processos usados na produção de alimentos modificam os ácidos graxos insaturados da forma cis para a forma trans como meio de reduzir o risco de ficarem rançosos nos produtos, por causa da oxidação.

Composição de ácidos graxos no gergelim

Na composição do gergelim, 12,14% são de ácido fítico, ácido behênico, ácido mirístico, ácido esterárico e ácido palmítico. Já os ácidos graxos insaturados, que produzem o bom colesterol, representam 79,88% de sua composição.

Lignanas

As lignanas presentes no gergelim são a sesamina e o sesamol. Lignanas são compostos químicos presentes nas plantas (fitoesteróides) parecidos com o estrogênio, com propriedades anticancerígenas e antibacterianas. São muito importantes no período da menopausa, quando as taxas do estrogênio são baixas, sendo elas importantes agentes naturais na reposição desse hormônio. As lignanas "enganam" os receptores de estrogênio e se acoplam a eles. Tratando-se de um óleo vegetal natural, os fitoesteróides têm uma ação fraca em relação ao estrogênio, não agindo negativamente sobre o tecido mamário. Assim, a lignana é uma substância importante na prevenção do câncer de mama, por neutralizar a ação do estrogênio sobre esse tecido.

Sesamina

A sesamina pura não apresenta atividade tóxica, mas apresenta atividade inibidora do fungo que é alimento das formigas cortadeiras. Assim como a mamona, cuja ação formicida é exercida por substâncias que existem na folha, o gergelim já foi testado com sucesso no combate a formigas. Estão sendo feitos estudos para determinar se a sesamolina também apresenta esse tipo de atividade.

Sesamol

O sesamol é um antioxidante dos lipídios que evita suas mudanças de cor, conferindo aos óleos elevada estabilidade. Seu teor no óleo de gergelim é de, no máximo, 0,2%.

Fosfolipídios

Segundo químicos e bioquímicos, a lecitina é uma denominação da fosfatidilcolina, que é uma molécula composta de ácidos saturados, insaturados e/ou poliinsaturados, e contém glicerina, fósforo e a base nitrogenada colina. A lecitina é um suplemento alimentar amplamente usado em diversos produtos; é a ponte que une a água à gordura nesses produtos, e, assim, ajuda a manter sua consistência. Isso porque os fosfolipídios têm a capacidade de se associar tanto à água quanto aos lipídios, que não são solúveis em água.

A fosfatidilcolina nos alimentos é uma das maiores fontes de colina nutriente. A colina é extremamente importante para a saúde humana. Seu papel é essencial para a manutenção da fluidez das membranas celulares e para o funcionamento normal e saudável das células. Além de contribuir para a estrutura da fosfatidilcolina, a colina participa da síntese da acetilcolina, uma molécula fundamental para o funcionamento adequado do sistema nervoso. A acetilcolina é um dos neurotransmissores que fazem a mediação entre nossas emoções e nosso comportamento. A fosfatidilcolina de origem vegetal é rica em ácidos graxos poliinsaturados, e a de origem animal, em ácidos graxos saturados.

A lecitina é uma substância surfactante, que pode estabilizar as emulsões. No gergelim, a lecitina é de superior qualidade, como a da soja, porque se apresenta na forma de emulsão, sendo mais fácil de ser absorvida pelo corpo. A principal forma de fósforo nas dietas é o fósforo inorgânico, mas também pode ser encontrado sob forma orgânica (associado ao carbono), como na lecitina.

Características da lecitina

- Protege contra doenças cardiovasculares.
- Previne e trata a perda de memória e doenças do sistema nervoso.
- Útil no tratamento de distúrbios mentais, como o distúrbio bipolar.
- Útil no tratamento da hepatite.
- Possui atividade antiviral, e é útil no tratamento da AIDS.
- Pode prevenir a dependência da morfina e auxiliar na recuperação do vício.

- Possui propriedades antienvelhecimento.
- Útil na prevenção e tratamento de cálculos biliares.
- É tóxica quando consumida em excesso, podendo causar um odor de peixe no corpo, além de depressão.
- É encontrada no gergelim e em outros alimentos, como gema de ovo, soja, repolho e couve-flor.

Proteínas

A proteína encontrada no gergelim é a globulina, que se caracteriza por ser insolúvel em água e em soluções salinas muito concentradas. A globulina ajuda na coagulação do sangue, e é transportadora dos hormônios sexuais, entre outras funções.

Comparação entre a porcentagem de proteína em alguns alimentos:

Semente de gergelim – 18,6%
Aveia – 14,2%
Ovo – 13,8%
Arroz – 12,1%
Soja – 11%
Lentilha – 7,8%

Aminoácidos

Os aminoácidos presentes no gergelim são a metionina, o triptofano e a arginina. Aminoácidos são os componentes das proteínas, ou seja, suas unidades estruturais e, portanto, um material importante e necessário ao crescimento, reparo dos tecidos e outras funções biológicas. Existem vários tipos de aminoácidos, e a maioria deles pode ser produzida no organismo por meio de processos que alteram a estrutura de outros aminoácidos. Existem, entretanto, alguns aminoácidos que precisam ser supridos pela alimentação. São os chamados "aminoácidos essenciais", entre os quais estão a metionina e o triptofano, presentes no gergelim.

Metionina

A metionina é reguladora do sistema nervoso. Contém enxofre, possui atividade lipotrófica semelhante à colina, que ajuda a eliminar substâncias gordurosas, prevenindo a obstrução das artérias. Colabora na síntese das proteínas. É encontrada no gergelim e em outros alimentos, como ovos, leite, fígado e peixe.

Triptofano

O triptofano participa da regulação das funções cerebrais e do humor. Está relacionado ao crescimento e à produção hormonal, especialmente na função das glândulas de secreção adrenal. É importante na biossíntese do neurotransmissor serotonina, um hormônio que intervém em determinados estágios do sono e é relaxante, entre outras funções. O triptofano participa da regulação do humor e, portanto, do comportamento, do alívio da dor, da supressão do apetite, da supressão do vício em álcool e em anfetaminas, e da inibição da hiperventilação e dos ataques de pânico. É tóxico quando consumido em excesso, podendo causar anormalidades hepáticas.

Arginina

A arginina é um aminoácido não essencial, que participa da regulação do crescimento. Está relacionada à conservação do equilíbrio do nitrogênio e do dióxido de carbono. Tem efeitos acentuados sobre vários dos principais hormônios endócrinos, e papel significativo nos músculos, crescimento e cicatrização. Ajuda a regular e sustentar os principais componentes do sistema imunológico, possui importantes propriedades anticancerígenas e hepatoprotetoras, contribui para a fertilidade masculina, e é muito importante na infância, por contribuir para o crescimento. É encontrada no gergelim e em outros alimentos como cereais crus, chocolates e vários tipos de nozes.

Carboidratos

Os carboidratos são substâncias orgânicas também chamadas de hidratos de carbono. Esses nomes foram dados porque, na molécula da maior parte dos carboidratos, para cada carbono presente existem dois átomos de hidrogênio e um átomo de oxigênio, na mesma proporção existente na molécula de água. Daí o nome *carbo* (carbono) *hidrato* (hidro = água). Os açúcares, como a glicose, a frutose e a sacarose são os carboidratos mais conhecidos, mas existem também os carboidratos de moléculas muito grandes (macromoléculas), como a celulose e o amido.

Os elementos ricos em carboidratos produzem a energia necessária para o funcionamento do organismo de quase todos os seres vivos. É com a energia obtida dos carboidratos que temos força para trabalhar, correr, andar, brincar, etc. A energia dos carboidratos é importante para manter nossa temperatura estável; por isso, os alimentos ricos em carboidratos são chamados de alimentos combustíveis. No gergelim, há carboidratos que também são encontrados (principalmente) em cereais, pães, farinhas, tubérculos, doces e frutas.

Veja comparação da porcentagem de carboidratos em alguns alimentos:

Semente de gergelim – 21,6%
Soja – 33,5%
Germe de trigo – 46,7%
Arroz – 57%
Lentilha – 60%
Aveia – 68,2%

Fibras

As fibras são componentes da parede de celulose das células vegetais, presentes nas frutas, feijões e hortaliças. Nosso intestino não possui microorganismos que digerem a celulose, que sai quase intacta pelas fezes. A fibra na alimentação nos dá a sensação de saciedade, e não tem calorias. Em uma sociedade na qual a obesidade é problema nacional, os alimentos sem calorias são tidos como tesouros.

As fibras absorvem água e expandem-se em volume, aumentando a pressão dentro da cavidade intestinal. Como o aumento da pressão interna da cavidade intestinal é o estímulo de que precisamos para o reflexo peristáltico, o cólon repleto de fibras tende a propelir seu conteúdo em direção ao ânus com velocidade bastante eficaz. A capacidade da celulose de estimular esse movimento é conhecida pelas pessoas há séculos.

Cinzas

A determinação do teor de cinzas permite a verificação de impurezas inorgânicas não-voláteis que podem estar presentes como contaminantes nos alimentos. Podemos considerar contaminantes os resíduos de terra ou areia em raízes, por exemplo. Os resíduos de cinzas correspondem aos sais minerais que podem ser absorvidos pelo corpo.

Peculiaridades do gergelim

- Possui a capacidade de ativar certas substâncias inseticidas (retenoma, piretrina e outras), cujos efeitos tóxicos são aumentados com o óleo de gergelim.
- O gergelim liga melhor o cálcio, que é um mineral de difícil absorção pelo organismo, ou seja, ao consumir a semente, a absorção do cálcio é facilitada.
- A presença de aminoácidos essenciais é outra qualidade importante.
- A lignana sesamol é antioxidante, e sua elevada estabilidade faz o óleo de gergelim destacar-se, já que os outros óleos rançam com facilidade.
- É largamente adicionado a rações bovinas e suínas para amaciar carnes e compor manteigas.
- A lecitina encontrada no gergelim é superior a todas as outras, inclusive a existente na soja, pois apresenta-se sob a forma de emulsão, sendo mais fácil de ser absorvida pelo corpo humano.
- É riquíssimo em ferro, assim como a gema de ovo, ou seja, o vegetal se compara ao animal na questão das proteínas e minerais.
- Há mais potássio e fósforo no gergelim que na banana ou no suco de laranja.

- O nível de alergia ao gergelim pelos humanos e animais chega a praticamente zero, ou seja, poucos apresentam reações alérgicas a essa semente.
- O sesamol foi testado para diminuir os sintomas da doença nos grãos de soja (*Macrophomina phaseolina*), e inibiu significativamente o crescimento dos patógenos e a doença da planta.
- Suas folhas servem no combate às formigas cortadeiras, uma praga da agricultura, por possuírem a substância sesamina, que foi identificada como inibidora do crescimento do fungo que é o principal alimento das formigas.

Derivados do gergelim

Farinha

Os grãos claros, tostados e processados rendem uma farinha de alto valor nutritivo para a suplementação alimentar, possuindo elevado teor protéico e valor energético, pois é rica em metionina. Com sabor característico do gergelim, é muito utilizada em pratos típicos no Oriente Médio.

Tahine

A farinha novamente tostada e passada por uma centrífuga transforma-se em um tipo de manteiga conhecida como tahine, de grande uso entre os árabes.

Gersal

Pasta formada por 14 ou 15 partes de gergelim torrado e triturado, adicionadas a uma parte de sal marinho. Também é conhecido por sal de gergelim. O gergelim preto é bastante usado no preparo do gersal (gergelim + sal), que se constitui em um dos temperos básicos da culinária e substância da Medicina macrobiótica e integral, considerado um alimento ideal para tirar a acidez do sangue, para aumentar a atividade e o reflexo cerebral, para combater as doenças sexualmente transmissíveis e para fortalecer a pele.

Óleo

O óleo é obtido por prensagem a frio das sementes, e contém vitaminas A, B e E. É empregado na hidratação e proteção da pele contra os raios solares, e, nas Medicinas ayurvédica e chinesa é usado para aumento da energia vital, tratamento de fadiga, aumento da tonicidade e firmeza muscular, regulação das funções intestinais, além de melhorar a circulação.

É considerado um excelente remédio para problemas do cérebro, como memória ruim e esquecimento, pois age aumentando e fortalecendo os glóbulos vermelhos do sangue, o que melhora a oxigenação do cérebro, além de possuir alto teor de vitamina E, considerada um agente rejuvenescedor e retardador do envelhecimento. Também contém aminoácidos, que melhoram a transmissão dos impulsos nervosos, que estão diretamente relacionados à memória. A presença de cálcio no óleo é altamente efetiva para acalmar os nervos, conter a ansiedade e os sintomas mentais do estresse.

Também conquistou a fama de ser um afrodisíaco natural, por permitir melhor circulação sanguínea, principalmente a circulação nos corpos cavernosos do pênis, facilitando a ereção.

O óleo de gergelim pode ser ingerido ou empregado em massagens. Para manter todas as suas propriedades inalteradas, não pode sofrer processo de refino. Utilizado também para o tempero de saladas, na fabricação de doces, balas e afins.

O óleo contém altos teores de ácidos graxos insaturados, proteínas digeríveis e sesamol (2%). Além disso, possui grande resistência à rancificação por oxidação, uma propriedade atribuída ao sesamol.

Torta

Subproduto da extração do óleo, destinada à alimentação humana e dos animais domésticos. Também pode ser obtida por prensagem dos grãos (método Expeller). A torta possui alto teor de proteína (39,7%), fibras (4,7%), além de 8,2% de umidade, 12,8% de óleo, 22,8% de carboidratos e 11,8% de cinzas.

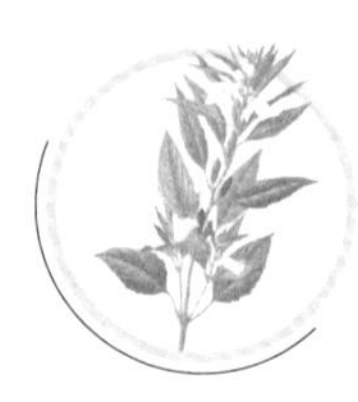

CAPÍTULO III

O GERGELIM E A SAÚDE

O gergelim pode ser usado de diversas formas, pois possui várias aplicações. Seu uso é bastante conhecido na culinária, em pratos salgados e doces, como balas e torrões de gergelim e açúcar mascavo, halawe (doce de gergelim muito apreciado pelo povo árabe), e em pratos da culinária japonesa.

Na agricultura, quando é plantado junto com o algodoeiro, o gergelim ajuda a controlar uma praga conhecida como bicudo.

Na saúde, por sua vez, o gergelim é considerado um grão de grande valor terapêutico. Dentre as suas muitas aplicações, assinalamos algumas a seguir.

Em problemas nervosos

Excelente para combater esgotamento nervoso ou mental, estresse, perda de memória, melancolia, depressão, irritabilidade ou desequilíbrio nervoso e insônia.

Como complemento nutricional

É um excelente complemento nutricional para quem está submetido a uma grande atividade mental ou intelectual, e deseja manter um bom rendimento.

Na sobrecarga física

Importante para repor energias na prática esportiva, gravidez, lactação, convalescença após intervenções cirúrgicas ou doenças.

Na impotência

Ajuda para corrigir a falta de rendimento ou de capacidade sexual tanto no homem quanto na mulher.

Em problemas cardiovasculares

Bom para quem tem excesso de colesterol no sangue, para a arteriosclerose, na prevenção do infarto do miocárdio e da trombose arterial.

Na Medicina natural (terapia do óleo)

Na Alemanha, um artigo publicado em 1991, numa revista chamada *Natur und Medizim* [Natureza e Medicina] mencionou pela primeira vez o bochecho com óleo de gergelim, um procedimento comum na Ucrânia.

A Sociedade para a Pesquisa e Desenvolvimento da Medicina Natural defende a integração da Medicina natural e da Homeopatia com a Medicina alopática, e é conhecida por suas pesquisas sobre identificação e divulgação de procedimentos da Medicina natural.

Na publicação de um trabalho do doutor F. Karach, apresentado em um seminário da Associação Ucraniana dos Oncologistas e Bacteriologistas, foi recomendado o bochecho com óleo de gergelim como método de cura em caso de problemas circulatórios crônicos, distúrbios estomacais, distúrbios pulmonares, distúrbios hepáticos, nas doenças nervosas, entre outras. Diz o artigo que:

> *A desintoxicação do organismo feita pela mucosa bucal é uma cura também conhecida pela Medicina tradicional hindu. E parece que toda Medicina popular do mundo conhece ou conhecia métodos semelhantes de purificação e desintoxicação.*

O bochecho com óleo de gergelim

O especialista em terapêutica ayurvédica, doutor Ernst Schrott, em seu livro bastante informativo denominado *Ayurveda fur jeden tang* [Ayurveda para todos os dias], recomenda um bochecho de três minutos com óleo de gergelim para capacitar o organismo a combater bactérias e vírus na boca e na garganta, e para revigorar o sistema imunológico em geral.

O bochecho com óleo serve também para fortalecer a gengiva e proteger contra cáries e periodontia. Esse procedimento oferece resultados igualmente satisfatórios tanto na prevenção quanto no tratamento de inflamações das mucosas e micoses na cavidade bucal.

Preparando o óleo para o bochecho

Para o bochecho com óleo de gergelim, você deve providenciar, em uma loja de produtos naturais ou em uma farmácia homeopática, um óleo de gergelim prensado a frio. Antes de usá-lo, é preciso prepará-lo para que ele fique mais ralo e fino. Para isso, despeje o óleo numa panela, acrescente algumas gotas de água e aqueça-o cuidadosamente em fogo baixo, até que ele atinja a temperatura aproximada de 100 °C. Quando a temperatura correta for atingida, a água no óleo começará a estalar. Nesse ponto, o óleo de gergelim estará "maturado" e pronto para ser usado.

Como fazer o bochecho (*gandhusa*)

O gargarejo e o bochecho com óleo de gergelim devem ser feitos de preferência pela manhã, em jejum. Esse é o melhor momento para ajudar o corpo a se livrar de subprodutos nocivos ao metabolismo, que se acumularam durante a noite:

- Deixe o óleo de gergelim esfriar e coloque-o num recipiente limpo. É possível preparar toda a quantidade de óleo disponível ou apenas a suficiente para ser usada nos próximos dias.
- Coloque na boca uma colher de sopa do óleo de gergelim "maturado" e bocheche, fazendo-o passar entre os dentes durante, aproximadamente, três minutos.
- Aproveite também para gargarejar com ele, para "olear" as amígdalas.
- Depois, cuspa o óleo.
- Se necessário, repita a operação de limpeza da boca e da garganta, usando, para isso, mais uma colher de sopa do óleo "maturado".
- Quando terminar, enxágüe bem a boca e escove os dentes.

Outras formas de se fazer o bochecho

O internacionalmente conhecido médico ayurvédico, doutor Deepak Chopra, também recomenda, em seu livro *Saúde Perfeita,* o bochecho com óleo de gergelim "maturado" pela manhã para estimular a purificação do organismo e libertá-lo dos "ama" (resíduos metabólicos nocivos). Ele chama a atenção para o fato de que o bochecho com óleo é, acima de tudo, um método para purificar as papilas gustativas.

Segundo o método indicado pelo doutor Chopra, é preciso lavar a boca com água quente antes de usar o óleo. Depois, colocar na boca algumas colheres de sopa do óleo de gergelim "maturado", e aí está a diferença: deve-se deixá-lo descansar ali. Não se deve movimentá-lo de um lado para outro nem gargarejar; ele tem de ficar parado na boca por um período de meio minuto, no mínimo, ou de até cinco minutos, e depois ser cuspido.

Outro tratamento com o óleo (kavala) ativa as glândulas salivares, fortalece a gengiva, torna os dentes firmes e age sobre as papilas gustativas da língua e sobre o sistema digestório. Para esse tratamento, é necessário colocar na boca uma quantidade de óleo de gergelim "maturado" suficiente para que as bochechas fiquem cheias e estufadas. Deixar o óleo em repouso na boca até que seus olhos comecem a lacrimejar, o que deve ocorrer de cinco a dez minutos. As lágrimas, que se manifestam de maneira diferente em cada pessoa, indicam que é o momento de cuspir o óleo. Depois, enxágüe a boca com água quente.

Repita esse ritual diariamente, quando tiver problemas nos dentes ou na gengiva. Aliás, vale salientar que, no caso de doenças crônicas e dores intensas, o tratamento com óleo geralmente só mostra algum efeito depois de um longo tempo de prática contínua.

Por isso, vale a pena encontrar um ponto de equilíbrio entre disciplina e compromisso, que são a base necessária para qualquer tipo de terapia, o que proporciona uma adequação flexível aos ritmos variáveis que existem no microcosmo e no macrocosmo.

Na Medicina ayurvédica

Segundo Ademar Menezes Jr., engenheiro agrônomo especializado em plantas medicinais, o gergelim é muito empregado na Índia para fins terapêuticos. É indicado pela Medicina ayurvédica para diminuir a acidez do sangue, fortalecer a pele e, principalmente, para aumentar a atividade cerebral. Quem trabalha com a massagem ayurvédica procura muito o óleo de gergelim, principalmente o preto, pois, com sua consistência pegajosa e aderente parece aumentar os estímulos durante as massagens.

Na culinária indiana

O gergelim é usado na culinária indiana por ser considerado bom para rejuvenescer. É um tônico para pessoas de constituição *vata*. Fortalece as articulações, e é usado para solidificar as fezes nos casos de diarréia. As sementes pretas são boas para os dentes e ossos, pois contêm maior quantidade de energia solar. O óleo de gergelim também tem o mesmo efeito e é usado para edemas, massagens no corpo e para frituras na cozinha. As sementes brancas são boas para yogues por terem propriedades *sátvicas*.

Para tratar a pele

O gergelim também pode aumentar a beleza da pele. Os chineses freqüentemente fazem uso de uma combinação de gergelim e farinha de arroz como uma fórmula de beleza:

- Primeiro, torre o gergelim em uma panela sem óleo.
- Adicione um pouco de água e misture cuidadosamente.
- A seguir, coe o gergelim e adicione um pouco de farinha de arroz ao líquido obtido.
- Leve o líquido de gergelim à fervura, em fogo brando.
- Remova do fogo e adicione um pouco de mel ou açúcar, ou outros condimentos para o paladar.

A combinação de gergelim e farinha de arroz também é eficiente para o tratamento de constipação, que é um problema que precisa ser solucionado caso se deseje ter uma pele bonita e saudável.

Na fitoterapia

Segundo a fitoterapia, o gergelim tem ação analgésica, antiinflamatória, bactericida, diurética, estimulante, hipoglicêmica, reguladora intestinal e relaxante. É indicado para a constipação intestinal, mau funcionamento dos rins e mau funcionamento do sistema digestório.

Como fitocosmético, é indicado para limpeza do rosto, para cremes de limpeza da pele e em produtos para proteção solar. Não apresenta contra-indicações e efeitos colaterais quanto ao seu uso. A fitoterapia indica tostar levemente as sementes e consumir de duas a três colheres de chá, duas a três vezes ao dia, ou, ainda, colocar nos alimentos.

Segundo o livro *Plantas medicinais de uso popular*, do padre José Maria de Albuquerque:

- O chá das folhas é adstringente para diarréias.
- O óleo das sementes é resolutivo em emplastros para queimaduras.
- É anti-reumático, antidiabético e previne a taquicardia.
- O óleo de gergelim é essencial para o sangue, artérias, veias e nervos, pois tem papel importante na regularização da pressão sanguínea e no metabolismo.
- Aplicado na pele, mantém os tecidos saudáveis, prevenindo o ressecamento e as rugas.
- O tahine, feito das sementes de gergelim, provê o organismo de cobre, zinco e ferro.

Segundo o livro *Flora nacional na Medicina doméstica*, volume 2, do professor Alfons Balbach, o gergelim tem as seguintes indicações terapêuticas:

- O óleo extraído das sementes aplicado topicamente age como resolutivo, e é útil nas queimaduras e na dor de ouvido.
- Em clísteres, é bom contra as cólicas abdominais.

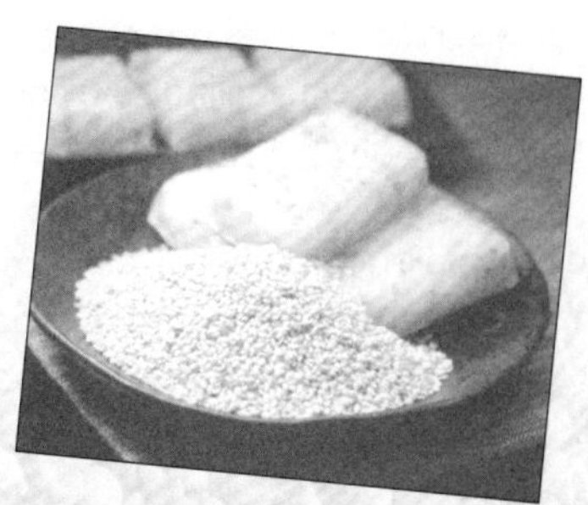

Sabonete de gergelim

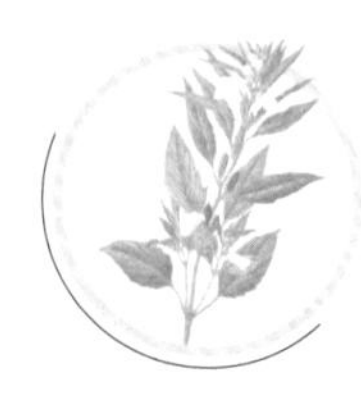

CAPÍTULO IV

O GERGELIM E O TRATO INTESTINAL

O gergelim hidrata e lubrifica os intestinos. Essa ação se deve à presença do ácido linoléico na casca dessas sementes, responsável por aumentar o peristaltismo intestinal, ou seja, facilitar o trânsito do bolo alimentar, e ativar a circulação sanguínea na parede intestinal.

O óleo de gergelim possui propriedades emolientes e laxantes. Os emolientes têm a capacidade de emulsionar a água com os líquidos da massa fecal, o que produz um abrandamento das fezes, facilitando sua eliminação.

Desse modo, o gergelim evita a prisão de ventre e as hemorróidas. Nas gestantes com prisão de ventre, para quem o uso de laxativos é contra-indicado, deve-se tomar sopa de gergelim para solucionar esse inconveniente.

O que é constipação intestinal (prisão de ventre)?

A prisão de ventre pode ser definida como um atraso na evacuação intestinal, com fezes escassas e duras, por causa do retardamento da massa intestinal, o que origina maior absorção de água das fezes por causa do tempo de contato mais prolongado com a mucosa intestinal.

Como critério para saber se determinada condição é prisão de ventre, pode-se considerar menos de três evacuações por semana, com uma dieta rica em resíduos, e tempo transcorrido entre as evacuações de três ou mais dias.

Mecanismos e causas

Os mecanismos que originam a prisão de ventre podem ser resumidos em diminuição do trânsito intestinal, o que origina uma menor quantidade de fezes que chegam ao reto, com a diminuição da evacuação retal, que fica muito difícil.

As causas que originam esses mecanismos de prisão de ventre podem ser transtornos dos movimentos musculares segmentares ou propulsivos, e alteração dos processos de secreção e de absorção intestinal.

Laxantes

O objetivo terapêutico dos laxantes é produzir uma evacuação de boa aparência e bem hidratada. A ação do laxante produz-se freqüentemente por um aumento do conteúdo hídrico intestinal, originando, com assiduidade, uma verdadeira diarréia líquida.

A automedicação com laxantes é algo comum, e, se prescritos de forma ocasional, suas conseqüências não são prejudiciais. Porém, seu consumo abusivo dá origem a alterações graves, que podem lesar partes importantes e precisas do trato intestinal.

Os mecanismos de ação dos laxantes baseiam-se em estímulos do peristaltismo intestinal, na ingestão de substâncias que aumentam a massa intestinal, com lubrificação, ação emoliente e ação osmótica.

A importância do bom funcionamento intestinal

O fato de mais de 95% da serotonina do organismo ser produzida no intestino grosso já seria motivo suficiente para se ter noção da tremenda importância de se manter o intestino saudável.

Entretanto, não se trata apenas disso. O intestino tem função essencial na saúde de uma pessoa. Ainda assim, o problema da prisão de ventre manifesta-se com freqüência em pessoas de todas as idades, e suas conseqüências estão associadas a múltiplas patologias, como hemorróidas, hérnias, mal-estar físico, inclusive de origem psíquica.

Percebemos as formas inadequadas e violentas de tratar a constipação intestinal e o uso descontrolado e até perigoso de laxantes, que destroem a flora intestinal. O efeito mais severo inclui desequilíbrio eletrolítico e desordens crônicas da motilidade do intestino. Laxativos que contêm antranóides podem levar a uma doença chamada *pseudomelanose coli*. Apesar de ser considerada benigna, alguns autores a têm classificado com pré-cancerosa.

Um intestino que funciona normalmente digere grande parte da gordura que podemos ingerir, não sangra e nem contém parasitas. Se o sistema nervoso entérico não funciona adequadamente, e a propulsão no cólon é muito lenta, o conteúdo das fezes pode ficar excessivamente ressecado, assumindo a consistência das fezes de coelho. Entretanto, essa não é uma condição normal, e significa que o indivíduo está constipado.

O doutor Michael D. Gershon, diretor do Departamento de Anatomia e Biologia Celular do Colégio de Médicos e Cirurgiões da Columbia University, autor do livro *O segundo cérebro*, e dono de uma visão revolucionária sobre as doenças nervosas relacionadas ao estômago e intestino (e sua relação com o cérebro), explica para leigos e médicos o quanto o funcionamento perfeito do nosso trato intestinal é vital para a saúde, e o quão perigoso pode ser usar medicamentos e antibióticos sem o devido conhecimento do assunto.

Muito valiosa é também sua tese sobre o sistema nervoso entérico, cujas funções ultrapassam, em muito, nossos parcos conhecimentos. O sistema nervoso entérico é um vasto depósito de substâncias químicas, dentro do qual cada uma das classes de neurotransmissores encontrados no cérebro está representada.

Os neurotransmissores são substâncias químicas que transmitem sinais de uma célula nervosa para a outra. A multiplicidade de neurotransmissores no intestino sugere que a linguagem utilizada pelas células do sistema nervoso entérico é rica e complexa, como a do cérebro.

Isso vem da descoberta de que o sistema nervoso entérico, à semelhança do restante do sistema nervoso periférico, origina-se de uma estrutura embrionária chamada crista neural.

Crista neural

A crista neural é um agregado transitório de células do embrião que surgem próximas à estrutura que dará origem ao cérebro é à medula espinhal de todos os vertebrados, e que, nos seres humanos, surge no final da terceira semana de desenvolvimento fetal.

Após várias etapas complexas, um pouco antes de as dobras neurais se fundirem para formar o tubo neural, há algumas células que se desprendem das pontas e distanciam-se, produzindo grupos de células nos dois lados do tubo neural. Esses grupos de células "fujonas", que adquirem uma urgência incontrolável, formam a crista neural.

As células da crista neural migram da região vagal para o intestino por um caminho que, mais tarde, será seguido pelo nervo vago. As células da crista neural multiplicam-se por toda a extensão do sistema digestório, de oral a anal. A crista neural é a pátria de origem das células nervosas do intestino.

Hoje sabemos que existe um cérebro no intestino, por mais inadequado que possa parecer esse conceito. É o único órgão que contém um sistema nervoso intrínseco, capaz de mediar reflexos na total ausência de informações do cérebro ou da medula espinhal.

Segundo esse fascinante relato do doutor Gershon (maior autoridade no assunto), há no intestino uma parte importantíssima do nosso metabolismo e da nossa saúde física, emocional e psíquica, sendo muito importante e fundamental seu funcionamento saudável.

O livro descreve em minúcias que o segundo cérebro e o sistema imunológico são defensores poderosos da fronteira intestinal do corpo. Todos nós mantemos no cólon cerca de 500 espécies de organismos potencialmente fatais. Isso é possível por causa da eficiência das tropas dos sistemas nervoso e imunológico, que mantêm protegidas as fronteiras entre nós e essas colônias de inimigos.

Os novos estudos demonstram que a secreção de serotonina na mucosa é importante não só para sinalizar ao intestino que está na hora de iniciar os reflexos peristálticos e excretores, mas também para enviar mensagens do intestino para o cérebro.

Não se conhece exatamente o conteúdo informativo das mensagens enviadas pelo intestino ao cérebro. No entanto, ele pode incluir o tipo de informação que inicialmente nos deixa enjoados, para depois nos nausear, e, por fim, provocar vômitos. Um intestino devastado pela inflamação fica melhor sem ingestão de comida.

Características e funcionamento do intestino grosso

O intestino grosso tem um importante trabalho na absorção da água (o que determina a consistência do bolo fecal). Mede cerca de 1,5 metro de comprimento e divide-se em ceco, cólon ascendente, cólon transverso, cólon descendente, cólon sigmóide e reto.

Uma parte importante do ceco é o apêndice vermiforme vestigial, com cerca de 8 centímetros de comprimento, cuja posição se altera com freqüência. A saída do reto chama-se ânus, e é fechada por um músculo que o rodeia, o esfíncter anal.

Os alimentos e materiais de excreção atravessam o intestino, movidos por contrações rítmicas ou movimentos peristálticos, que se produzem cerca de sete vezes por minuto. O intestino grosso não possui vilosidades, nem produz sucos digestivos; normalmente, só absorve água, e em quntidade considerável. Entretanto, todas as substâncias digeridas podem ser assimiladas, como ocorre no intestino delgado. Como o intestino grosso absorve muita água, o conteúdo se condensa até formar detritos inutilizáveis, que são evacuados.

Bactérias (simbiose)

Diversas bactérias vivem em simbiose no intestino grosso, cujo trabalho consiste em dissolver os restos alimentícios não assimiláveis, reforçar o movimento intestinal e proteger o organismo contra bactérias estranhas, geradoras de enfermidades.

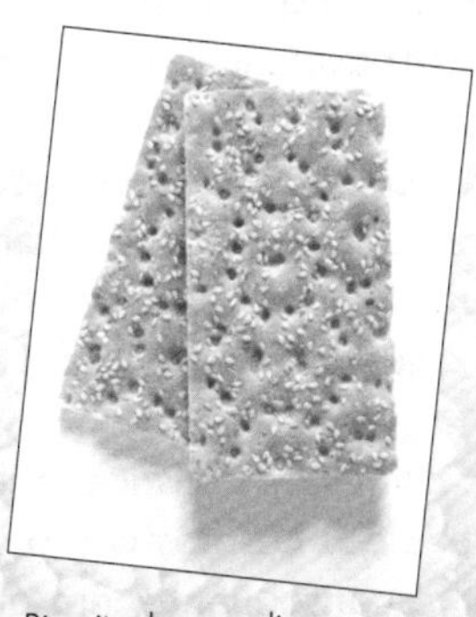

Biscoito de gergelim

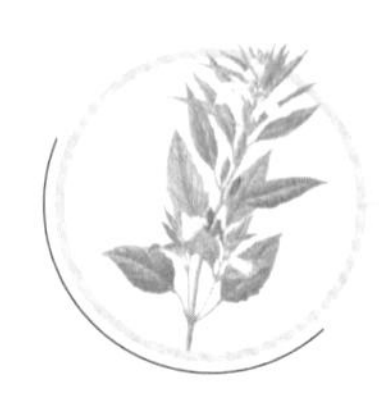

CAPÍTULO V

O GERGELIM E A MEDICINA CHINESA

A Medicina tradicional chinesa é anterior ao nascimento de Cristo. O conceito de corpo, com seus meridianos, e a visão do homem como um microcosmo dentro do macrocosmo, no qual os movimentos do cosmos são os mesmos que os do homem, são alguns dos conceitos orientais de Medicina, totalmente diferentes dos ocidentais.

A Medicina ocidental concentra-se numa causa específica para cada doença, e, quando isola essa causa ou agente, tenta controlá-la ou destruí-la. Essa é a visão ocidental em relação a tudo, inclusive à natureza.

A Medicina chinesa é holística, e entende o homem, a natureza e o cosmos como uma interação complementar e conseqüente, em que se busca o equilíbrio entre as partes e o todo. Baseia-se em três grandes princípios básicos: conceito de yin e yang; os cinco movimentos e os cinco elementos; e os *zang fu* (órgãos e vísceras). Os conceitos do desequilíbrio são vento, umidade, calor e frio.

Para a Medicina chinesa, os órgãos do corpo humano são divididos entre órgãos yin (que são os pulmões, o baço, o coração, o fígado e os rins), e órgãos yang (o estômago, os intestinos delgado e grosso, a bexiga urinária, a vesícula biliar e o "triplo aquecedor").

São feitos diagnósticos a partir das síndromes do vazio, da plenitude, e de outros, como "intestino grosso atingido pela umidade do calor" ou "deficiência de líquido do intestino grosso", e também o diagnóstico do *calor perverso* ou o do *vento perverso*. As ervas, acupuntura, banhos e moxa são usados para expulsar o perverso e trazer o equilíbrio e a harmonia de volta.

A Medicina chinesa diz que a formação de uma energia perversa ou de uma doença no homem surge do yin e do yang. As doenças dos meridianos yang na superfície do corpo acontecem, em geral, por terem sofrido agressão mórbida do vento, da chuva, do frio ou da umidade. As doenças que surgem dos meridianos yin, no interior, estão relacionadas a um desequilíbrio alimentar ou a um cotidiano irregular. O desequilíbrio do yin e do yang dificulta a relação entre a alegria e a raiva; é quando a doença surge no interior.

Sob a ótica do mestre Yamamura, o gergelim apresenta sabor doce, característica e ação energética principal no *fei* (pulmão), no *pi* (baço/pâncreas), no *gan* (fígado) e no *shen* (rins), nos quais aumenta a *essência* yin e fortalece suas funções energéticas. Igualmente, tem efeito tonificante sobre o *xue* (sangue). Segundo essa visão, as funções energéticas do gergelim são:

- Tonificar o *gan* (fígado) e o *shen* (rins).
- Umedecer os cinco órgãos, combatendo a secura.
- Consolidar o *qi* (fluxo de energia e vitalidade) dos tendões e dos ossos.
- Nutrir o yin *qi* (função do gergelim preto).
- Tonificar o *we* (estômago) e os intestinos.
- Acalmar o *qi* do *gan* (fígado).
- Clarear a visão.
- Nutrir e refrescar o *xue* (sangue).
- Liberar os efeitos nocivos do calor perverso.
- Agir como tônico geral, principalmente após hemorragias.

O óleo de gergelim deve ser empregado nas frituras de produtos vegetais, pois essa combinação evita a perda da essência das plantas. Também deve ser usado por pessoas que fazem dieta exclusiva de vegetais, na qual faltam os óleos, principalmente os essenciais.

Outros benefícios do gergelim segundo a Medicina chinesa

- Dentre as gorduras poliinsaturadas contidas no óleo de gergelim, algumas são essenciais (ácido linoléico e ácido linolênico). O uso de óleo de gergelim é, portanto, importante, uma vez que nosso organismo é incapaz de sintetizar esses ácidos graxos, que são indispensáveis no transporte de gorduras do sangue, promovendo a limpeza de gorduras saturadas sanguíneas, responsáveis pela hipercolesterolemia.
- O gergelim nutre e fortalece a energia do *shen* (rins), e, com isso, aumenta, conserva e repõe a essência sexual.
- Tem efeito no *xin* (coração) por intermédio da ação que exerce sobre o *shen* (rins), sendo utilizado no tratamento das taquicardias.
- O gergelim também conserva e nutre os cabelos, pois eles estão relacionados à atividade energética do *shen* (rins). O consumo da semente evita o branqueamento precoce dos fios, já que normaliza a função da melanina.
- Quando se associa o gergelim à papa de arroz integral, promove-se o aumento da lactação, pelo efeito que esses produtos exercem sobre o *ren mai* (o meridiano energético relacionado à concepção), pelo fato de estar intimamente ligado à função energética do *shen* (rins).

- O gergelim nutre e fortalece as funções energéticas do *gan* (fígado), e, por isso, é utilizado para aumentar a acuidade visual, seja diurna ou noturna. A partir dos 45 anos, quando começa a diminuir essa acuidade visual, é aconselhável ingerir gergelim de modo rotineiro.
- O gergelim também tem ação antiinflamatória dos nervos periféricos.
- O gergelim nutre o *xue* (sangue) e aumenta a sua produção pela presença de ferro. Também atua aumentando a resistência da parede dos vasos sanguíneos, além de fortalecer todas as células do corpo.
- A ação fortalecedora sobre o *gan* (fígado) e o *shen* (rins) confere ao gergelim a propriedade de evitar ou melhorar a maioria dos distúrbios de energia que levam ao processo de adoecer, que são:

  √ As afecções energéticas e vazias de *qi* dos cinco órgãos.
  √ O enfraquecimento do *shen* (rins), do *qi* dos ossos e dos tendões.
  √ As deficiências do *pi* (baço/pâncreas) e do *shen* (rins), como nos casos de reumatismo.
  √ A fraqueza dos membros inferiores, dores da região lombar e dos joelhos, e impotência sexual.
  √ A paralisia causada pela exposição ao vento e à umidade.

Óleo de gergelim na Medicina chinesa

Apresenta sabor doce, característica refrescante, ligeiramente frio, tem ação principal no *da chang* (intestino grosso). Possui as funções energéticas de umedecer a secura, de favorecer o peristaltismo intestinal, de neutralizar as toxinas e de ser fortificante do *qi* e do *xue* (sangue), pois conserva as propriedades dos grãos de gergelim. É um meio ideal para retirar as vitaminas lipossolúveis dos vegetais.

Sob a ótica do mestre Henry C. Lu, o gergelim realiza as seguintes funções:

- Combate a secura.
- Suaviza os intestinos.
- Nutre o sangue (anemia).
- Nutre o fígado.
- Nutre os rins.
- Aquece o baço.
- Aumenta a energia orgânica.
- Vitaliza os órgãos internos, que ficam mais resistentes.
- Constrói músculos.
- Restaura a medula.
- Fortalece os ossos.
- Melhora a visão (pelo fígado), como a visão borrada.
- Melhora a audição (gerida pelos rins), as tonturas, e o zumbido nos ouvidos.

- Sacia a sede.
- Reprime a fome.

Por suas ações, pode ser usado para tratar anemia, debilidade geral, fraqueza, pós-operatório, paralisia por vento ou umidade, cefaléias, entorpecimento dos braços e pernas, deficiência de cálcio, tosse e asma de idosos.

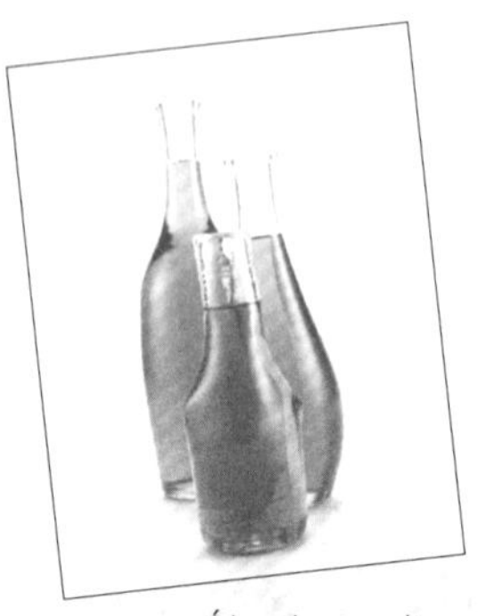

Óleo de gergelim

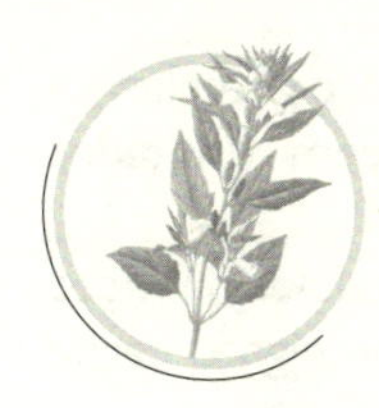

CAPÍTULO VI

PESQUISAS CLÍNICAS E FARMACOLÓGICAS

Segundo a *Matéria Médica da Medicina herbal chinesa*, compilada e traduzida por Dan Benskey e Andrew Gamble, a administração oral de extrato de gergelim em ratos com níveis elevados de açúcar no sangue permitiu observar que os níveis baixaram, e que o estoque de glicogênio nos músculos e no fígado aumentou. Quando administrado em altas doses, porém, faz diminuir os estoques de glicogênio. A injeção de óleo de gergelim em ratos aumentou os níveis de hematócrito nesses animais. O uso de extrato de gergelim teve um significativo efeito laxativo.

Pesquisas com animais

Segundo o *Animal Feed Resources Information System*, o uso do gergelim foi benéfico nos seguintes casos:

- Misturado a sementes de algodão, o gergelim foi incluído na ração de pintinhos, com resultados muito positivos.
- Certa quantidade de gergelim incluída na ração dos ruminantes resulta em manteiga e carne bem macia.
- O gergelim é freqüentemente oferecido aos animais como principal proteína do crescimento.
- O uso abundante de gergelim também serve para tornar a carne do suíno mais macia.
- O bolo do gergelim é rico nos aminoácidos metionina e arginina, e tem um enorme potencial na alimentação das aves domésticas.
- Os alimentos preparados com óleo de gergelim têm vida longa, porque o óleo contém sesamol, um antioxidante que lhe confere elevada estabilidade.

Pesquisas na agricultura

Pesquisas realizadas na Universidade Federal de São Carlos utilizaram-se de formigueiros experimentais para o desenvolvimento de fungicidas a partir das substâncias ativas que se encontram nas folhas do gergelim.

Esse novo produto tem potencial de substituir os formicidas à base de organoclorados, que são usados hoje na agricultura e que estão proibidos nos EUA por serem considerados cancerígenos. No caso do gergelim, é a presença da substância sesamina que inibe o crescimento do fungo, principal alimento dos formigueiros.

Outra indicação do gergelim diz respeito à sua cultura. Efetivada num sistema rotativo com os algodoeiros herbáceos e arbóreos, pode não apenas ajudar a combater a praga do bicudo, mas também auxiliar na proteção do solo, evitando a erosão e o esgotamento de sua fertilidade.

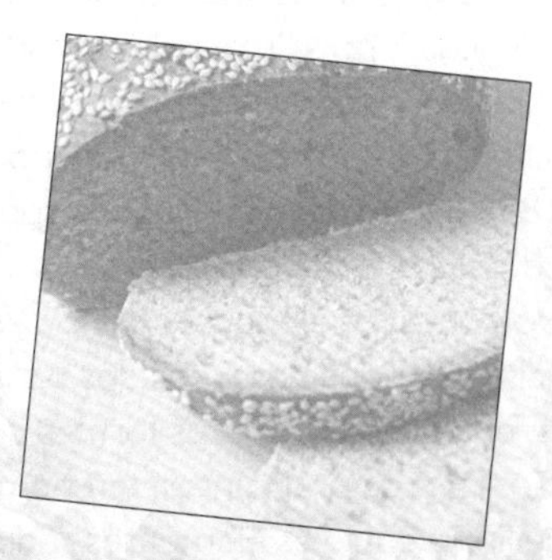

Pão integral com gergelim

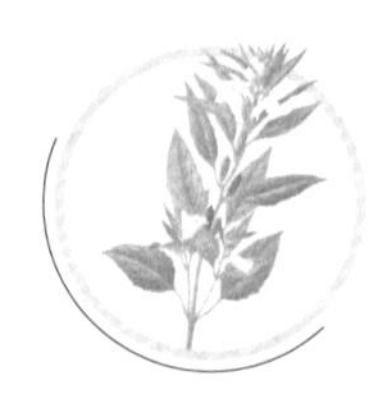

CAPÍTULO VII

O GERGELIM NA MEDICINA MACROBIÓTICA

O que é Macrobiótica?

Macrobiótica é uma "maneira" de se alimentar, um modo de vida e de autoconhecimento. O termo significa "grande vida", pois "macro = grande" e "bio = vida". O estilo de vida macrobiótico preconiza o velho aforismo "alma sã em corpo são". O japonês George Ohsawa (1893-1966) é o principal responsável pela divulgação dessa cultura no Ocidente.

Na macrobiótica, os alimentos principais são os cereais integrais, ingeridos crus, cozidos, assados, fritos, germinados, enfim, em inúmeras formas de preparo e apresentação. Para os praticantes, também é essencial que haja equilíbrio entre os elementos sódio e potássio na escolha e no preparo da alimentação. A proporção dos mesmos deve se aproximar, na alimentação, da proporção existente nas células do organismo humano.

A habilidade em discernir essas características vem com a prática, pela observação e meditação sobre os conceitos de yin e yang, principais colunas do pensamento dialético Oriental.

Em que consiste a alimentação macrobiótica?

Segundo o macrobiótico e colaborador deste livro, Edmylson Federzoni, baseado no modelo desenvolvido pelo macrobiótico Michio Kushi, da alimentação diária, cerca de metade da refeição deve consistir de cereais integrais, em que se incluem arroz integral, cevada, painço, aveia, milho, trigo, centeio, trigo sarraceno, cuscuz, flocos de aveia, flocos de cevada; massas, pão, crepes, panquecas, etc., todos provenientes de farinhas integrais.

Deve-se dar preferência a cereais integrais em grãos, em particular se existirem problemas de saúde sérios, uma vez que os cereais sob a forma de farinha transformam-se mais rapidamente em açúcar, são mais difíceis de digerir, e as farinhas, ao oxidarem-se, perdem muitas das propriedades originais do cereal em grão.

A sopa deve ser consumida de uma a duas vezes por dia. As sopas são, em geral, de vegetais, mas podem também incluir cereais, leguminosas, algas ou peixes. Uma sopa particularmente aconselhada é a sopa de missô ou sopa de pasta de soja, por causa dos efeitos benéficos que o missô tem na reconstrução da flora intestinal, além de ser um protetor natural contra radiações.

De 25 a 35% da alimentação deve se constituir dos mais diversos vegetais (além dos vegetais utilizados nas sopas). Os vegetais devem ser cozinhados de diferentes formas; alguns devem ser bem cozidos e outros levemente cozidos ou consumidos sob a forma de salada prensada crua (método de cozimento sem calor).

Vegetais para uso diário incluem cebola, cenoura, abóbora, brócolis, couve, agrião, acelga, bardana, nabo, couve-de-bruxelas, cogumelo, cheiro-verde e muitos outros. Vegetais como batata, tomate, berinjela e espinafre são geralmente desaconselhados, ou devem ser utilizados muito ocasionalmente, para usufruir-se de boa saúde.

De 10 a 15% da alimentação consistem em leguminosas, seus derivados e algas. As leguminosas incluem grão-de-bico, lentilhas, feijão-azuqui, feijão-frade, feijão-de-soja, feijão-carioca e todos os feijões disponíveis nos diversos climas; derivados, como tofu, *tempeh*, *natto*, *seitan* ou glúten (nesse caso, derivado do trigo, mas, por ser um alimento com alto teor protéico, está aqui incluído), podem e devem também ser usados regularmente.

As algas foram, durante muitos anos, utilizadas em diferentes culturas e, em pequena quantidade, cozidas em conjunto com os vegetais, leguminosas ou cereais. As algas para uso regular têm nomes como *wakame*, *kombu*, *arame*, *hijiki*, *nori*, entre outros.

Além dos alimentos mencionados, a alimentação macrobiótica padrão inclui, em quantidades variáveis, os seguintes alimentos:

- Sementes e oleaginosas: sementes de gergelim, de abóbora e de girassol; amendoins, amêndoas, pinhões, nozes.
- Frutas da estação e da área geográfica em que vivemos: maçãs, pêras, morangos, castanhas, pêssegos, melão, melancia e uvas.
- Peixe, preferivelmente de carne branca: pescada, linguado, robalo, cherne, dourado, e muitos outros.
- Bebidas diversas: em especial, chás tradicionais, banchá ou chá verde, cafés de cereais, sumos de vegetais ou de frutos. Se gozar de boa saúde ou em situações especiais, também pequena quantidade de bebidas alcoólicas, como cerveja, vinho ou uísque de malte pode ser ingerida.
- Óleos e temperos: óleo de gergelim, de girassol, de milho, azeite e temperos como vinagre de arroz, vinagre de ameixa *umeboshi*, shoyu, gen-

gibre, algumas ervas aromáticas, entre outros. Os óleos devem ser de primeira prensagem a frio, e não extraídos a altas temperaturas com solventes químicos à base de petróleo (como a maioria dos óleos no mercado).

Vale lembrar que o óleo de gergelim é o mais empregado na culinária macrobiótica, pois é yang se comparado ao azeite. O gergelim é um grão yang, enquanto a azeitona é um fruto e, como tal, yin. A variação tostada é mais indicada para temperos.

Condimentos para uso de mesa são bastante importantes, em especial se houver problemas de saúde, sendo utilizados em quantidades mínimas. Os condimentos principais são gersal (sementes de gergelim com sal), *umeboshi* (picles de ameixa), *tekka* (condimento produzido a partir de diferentes raízes), sementes de gergelim, condimento de cebolinha e muitos outros.

Na prática macrobiótica, considera-se que os alimentos a se evitar ou a se usar muito esporadicamente são: carnes vermelhas ou brancas, ovos, produtos lácteos, açúcar, vegetais e frutos de origem tropical, café e chá preto, alimentos refinados e industrializados.

Parte integrante do regime macrobiótico é a culinária. O modelo alimentar aqui descrito é extremamente saboroso, versátil e variado. É aconselhável assistir a aulas de cozinha, consultar livros de culinária e pedir ajuda a pessoas mais experientes se desejar praticar uma alimentação como essa.

De qualquer maneira, começar a utilizar diariamente cereais integrais, vegetais e leguminosas em sua alimentação pode contribuir seriamente para uma melhoria da sua saúde e qualidade de vida.

É muito importante o uso de produtos orgânicos, principalmente quando se está doente. A alimentação macrobiótica padrão preenche os requisitos nutricionais das principais organizações mundiais de nutrição, e está de acordo com as linhas gerais no que tange à prevenção de câncer, doenças cardiovasculares, artrites, diabetes, obesidade, etc.

Importante: Esse modelo é apenas um padrão, e, como tal, deve ser adaptado às diferentes condições pessoais, climáticas e geográficas.

Como fazer as crianças alimentarem-se bem

George Ohsawa, em sua obra *Macrobiótica Zen*, sugere o seguinte:

> *Os pais deverão substituir gradualmente os alimentos de baixa qualidade por outros de melhor qualidade, observando cuidadosamente as*

reações das crianças. E, sobretudo, não deverão ser rígidos! Eles mudarão como você, à medida que a compreensão deles se desenvolver. Se você está verdadeiramente consciente da maravilhosa estrutura do universo, você deve estar repleto de alegria e gratidão. O que você deve fazer é partilhar essa alegria e gratidão com os outros. Mostre bom humor, um sorriso, uma voz agradável, e diga com simplicidade: "Obrigado", em qualquer situação e sempre que você puder. No Ocidente, diz se: "Dar e receber". No Oriente, dizemos: "Dar, dar, dar infinitamente". Você nada perde imitando-nos, pois recebeu a própria vida, todo o universo, inteiramente de graça. Você é o filho único do universo infinito: ele cria, anima, destrói e reproduz tudo o que é necessário para você. Se você compreender isso, tudo lhe virá em abundância!

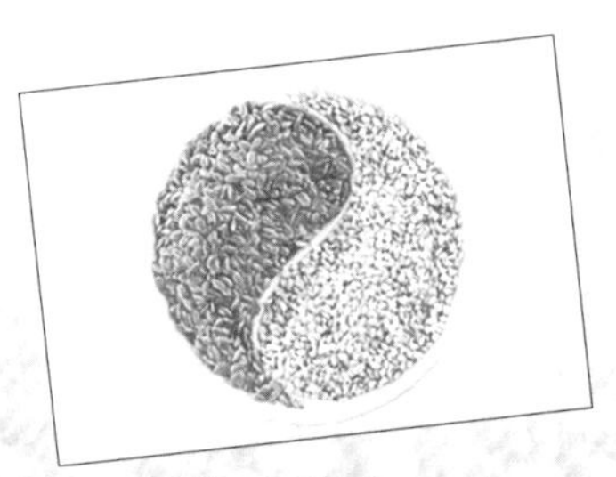

Sementes de gergelim pretas e brancas compondo o símbolo do yin e yang

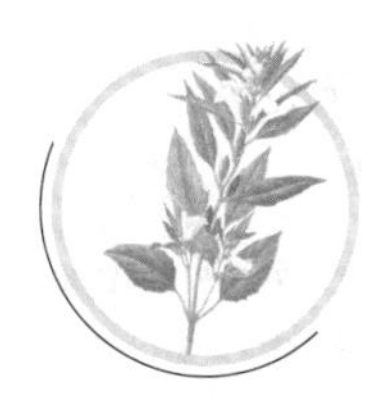

CAPÍTULO VIII

RECEITAS DA ALIMENTAÇÃO MACROBIÓTICA

Antes de fazer as receitas propriamente ditas, é importante saber de alguns detalhes que fazem a diferença da culinária macrobiótica:

- Procure usar sempre óleo de gergelim de prensagem a frio, pois, quando prensado a frio, o óleo preserva integralmente os princípios ativos dos vários nutrientes existentes no gergelim.
- As sementes de gergelim indicadas nas receitas devem ser integrais, ou seja, com casca.
- Compre o tahine (pasta de gergelim) que venha em embalagem de vidro.
- Varie a quantidade dos ingredientes a gosto; invente, crie para a sua saúde e para a saúde dos seus.

Como tostar as sementes de gergelim integral

As sementes de gergelim deverão ser sempre lavadas, escorridas em uma peneira, e torradas em uma frigideira pesada (fundo triplo ou de ferro), em fogo médio. Para saber quando estão prontas, encha uma colher seca com as sementes quentes da panela e despeje-as de volta. A colher deverá ficar sem nenhuma semente grudada. Apague o fogo e deixe esfriar um pouco. Continue mexendo mais um pouco para que não queime as sementes do fundo.

Utensílio para moer gergelim

O *suribachi* consiste em uma tigela de cerâmica com ranhuras e um socador, ou mão de pilão de madeira, utilizado para moer sementes de gergelim e outros ingredientes. Na falta dele, pode-se usar um processador de alimentos e, em último caso, um liquidificador, tomando o cuidado de usar o pulsador de velocidade para não deixar as sementes empastadas e/ou queimadas.

Como preparar caldo de *kombu* (alga grossa)

Leve ao fogo uma panela com 1 litro de água, uma tira de 5 centímetros de alga *kombu*, uma cebola e uma cenoura pequenas e cortadas ao meio. Quando ferver, deixe cozinhar em fogo brando durante 15 a 20 minutos. Esse caldo é ótimo para a confecção de molhos e sopas.

Como preparar gergelim germinado

Coloque de 1 a 3 colheres (sopa) de grãos (cultivados biologicamente) num vidro e cubra-os com água pura, sem cloro. Deixe-os de molho por uma noite, cobrindo o vidro com um pedaço de filó (tela fina) preso com um elástico. No dia seguinte, despeje a água e enxágüe bem os grãos. Coloque o vidro inclinado num escorredor de pratos, com a boca para baixo, e cubra-o com um pano (opcional). Enxágüe os grãos (duas vezes ao dia, pela manhã e à noite). Os grãos germinados estarão prontos para ser ingeridos ou plantados após um período de dois a três dias.

Umeboshi

É um parente próximo do damasco, mais conhecido como ameixa japonesa. Ela é colhida verde, mantida em salmoura por longo tempo, e depois seca ao sol. É comercializada em potes com folhas de *shissô*, que lhe dá a coloração avermelhada. Tome cuidado ao adquirir: rejeite as que indicarem no rótulo a presença de corantes e conservantes. O caldo também é conhecido como vinagre de *umeboshi* ou vinagre de ameixa *umeboshi*.

Gersal

O gersal (ou gomásio), que nada mais é que gergelim com sal preparado (descrito a seguir), e o mais importante ingrediente na alimentação macrobiótica, após o arroz integral. Ele completa o regime de número sete, que consiste em comer arroz integral, gersal e salsinha por, no mínimo, sete dias. O gersal mereceria um capítulo à parte, e, se fôssemos relacionar a quantidade de sintomas que podem ser tratados com essa simples receita, teríamos um livreto.

Infelizmente, poucos orientadores indicam essa dieta pelo fato de, hoje em dia, as pessoas terem pouca ou quase nenhuma disciplina, em qualquer aspecto. Àqueles que tiverem dúvidas sobre o que uma má alimentação pode gerar, sugiro que assistam ao filme *Super Size Me – A Dieta do Palhaço*, um documentário que enfoca o problema da obesidade nos Estados Unidos de maneira irreverente: o diretor Morgan Spurlock fez uma longa "dieta alimentar" baseada no cardápio da lanchonete McDonald's.

Para entendermos mais a importância do gersal, cito um trecho de *Macrobiótica Zen*, de George Ohsawa:

> *O sal é uma das mais preciosas dádivas que a natureza nos lega. É também um fator importantíssimo no equilíbrio alimentar: sem ele, nos falta energia e nossa intuição diminui. Seu uso em excesso, porém, torna-nos tensos e com desejo de ingerir líquido em demasia, o que resultaria em preguiça e lerdeza. Devemos, então, dosá-lo com cuidado, usando-o com o devido respeito! Em geral, os homens (especialmente em trabalhos pesados) precisam mais de sal que as mulheres e as crianças, e as pessoas idosas precisam de muito pouco. Por causa dessa diferença, é aconselhável usar gersal (sal e gergelim) à mesa. Geralmente, precisamos de menos sal no verão que no inverno, menos nos dias quentes que nos dias frios. Lembre-se de que ter muita sede significa alimentação muito salgada (incluindo shoyu e missô); use seu discernimento!*

Como preparar o gersal

A proporção para um adulto varia de 14 a 20 partes de sementes de gergelim para uma parte de sal. Geralmente, usa-se o gergelim preto que é mais yang comparado ao de cor clara. Meça os ingredientes para a proporção desejada. Particularmente, uso 18 por um. Toste o sal marinho natural, coloque-o no *suribachi* e moa até obter um pó fino. A seguir, torre as sementes de gergelim e, ainda quentes, coloque-as sobre o sal e vá moendo suavemente com o pilão de madeira, até as sementes estarem mais ou menos desfeitas.

Para os que pretendem usar um processador ou liquidificador, terão de tostar uma quantidade maior de sal para que alcance as lâminas do aparelho e seja triturado. Retire o sal do utensílio e meça a quantidade certa para a proporção desejada com o gergelim torrado. Atenção para o sal que ficar grudado nas paredes, tornando o gersal demasiadamente salgado. Sempre pulsar (ligar e desligar), mexendo com uma colher de pau, e cuidando para não virar uma pasta. Deve ser conservado em recipiente hermeticamente fechado e na geladeira por, no máximo, uma semana.

Gersal é uma excelente forma de ingerir sal, pois o óleo das sementes (que é yin) equilibra o sal (que é yang). Assim, obtemos uma perfeita combinação, muito rica em cálcio, ferro e vitaminas A e B. Seus benefícios são vários:

- Faz com que o corpo absorva o sal gradualmente em pequenas quantidades, prevenindo a sede.
- Neutraliza melhor a acidez do sangue, aliviando o cansaço.
- Alimenta o sistema nervoso central e, particularmente, o sistema nervoso autônomo.
- Aumenta a imunidade, pois estabelece um correto balanço entre yin e yang.
- Bom para revitalizar as células do cérebro e dos nervos.
- Excelente meio de dosar o sal consumido por diferentes idades e gostos em uma mesma casa.
- Melhor maneira de obter e fixar cálcio no organismo quando consumido com salsinha (rica em vitamina C).
- Usar mais salgado para dor de cabeça frontal (yin), náuseas, vômitos, tonturas, dores menstruais e dores de dente.
- Para pressão baixa, recomenda-se comer a goma (gersal): 1 e ½ colher (chá), ou dissolver 1 colher (chá) numa xícara de banchá.

Observação: Experimente jogar por cima de qualquer cereal ou de vegetais cozidos. Até hoje não conheci ninguém que não gostasse.

Receitas salgadas

Acelga refogada

Ingredientes

6 folhas de acelga médias
1 colher (sobremesa) de óleo de gergelim
1 colher (sopa) de gergelim branco tostado e moído
Shoyu ou sal a gosto

Preparo

Lave as folhas, escorra bem a água, e corte as partes brancas em tiras transversais mais finas do que as partes verdes. Esquente uma panela *wok* ou uma frigideira grossa e coloque o óleo de gergelim. Primeiramente, refogue as partes duras e brancas em fogo alto, sem tampa, e, depois, as partes verdes. Quando a acelga ficar mole, tempere com shoyu e cozinhe até o caldo quase secar. Misture com o gergelim podendo, ainda, polvilhá-lo na hora de servir. Para quem desejar a verdura mais crocante, adicione o shoyu ou o sal junto com as partes verdes mexendo sempre. Retire, salpique com o gergelim e sirva.

Agrião escaldado com farinha de gergelim

Ingredientes

1 maço de agrião
2 colheres (sopa) de farinha de gergelim

Preparo

Lave e corte o agrião com cerca de 2 centímetros de largura. Depois de escaldado (passar rapidamente na água fervente), coloque o agrião para escorrer em uma peneira e aperte um pouco para tirar o excesso de água. Acrescente a farinha de gergelim e tempere com shoyu. Mexa bem.

Alga *arame* com tofu

Ingredientes

1 xícara (chá) de alga *arame*
1 cebola grande
1 colher (sopa) de óleo de gergelim
250 g de tofu
1 colher (sopa) de shoyu
Vinagre de arroz ou sumo de gengibre

Preparo

Cubra a alga *arame* com água e deixe de molho durante 5 minutos. Corte a cebola em meias-luas finas e salteie no óleo por cerca de 5 minutos. Junte a alga e cubra com a água em que ela estava de molho. Adicione algumas gotas de shoyu, tampe a panela e deixe cozinhar por 10 minutos. Com a panela destampada, junte o tofu, previamente desfeito com as mãos, ou cortado em pequenos cubos. Tempere com o restante do shoyu e deixe cozinhar por mais 5 minutos. No final, adicione gotas de vinagre de arroz ou de sumo de gengibre ralado. Sirva com cebolinha picada.

Berinjela anual

Ingredientes

4 berinjelas pequenas
6 colheres (sopa) de óleo de gergelim
1 xícara (chá) de água
10 colheres (sopa) cheias de missô
6 colheres (sopa) de tahine

Preparo

Corte as berinjelas ao meio, no sentido do comprimento, e depois em quartos. Faça riscos na casca, ligeiramente, com a faca. Corte cada quarto em 5 pedaços. Aqueça uma panela grande e pesada e adicione o óleo; quando estiver quente, acrescente as berinjelas. Refogue até que comecem a ficar transparentes, sacudindo a panela para evitar que se queimem e cobrindo cada pedaço com óleo. Adicione a água e cozinhe, com a panela tampada, por 30 minutos. Misture o tahine com um pouco de água. Dilua o missô em um pouco da água do cozimento da berinjela. Combine o missô com o tahine. Coloque sobre a berinjela e cozinhe por mais 30 minutos. Esse prato é bom para ser feito uma ou duas vezes por ano, por causa da qualidade extremamente yin da berinjela.

Cebolas recheadas

Ingredientes

6 cebolas de tamanho médio
Raspas de 1 limão
1 colher (sopa) de missô
1 colher (sopa) de tahine
Salsa ou coentro picado

Preparo

Descasque as cebolas e retire o miolo. Faça uma pasta com a parte que retirou das cebolas, as raspas de limão, o missô e o tahine usando o *suribachi*. Acrescente a salsa ou o coentro. Recheie as cebolas com essa pasta e cozinhe-as no vapor.

Cebolas inteiras

Ingredientes

7 ou 8 cebolas pequenas
1 colher (sopa) cheia de tahine
1 colher (sopa) de vinagre de *umeboshi*
Um pouco de água para dissolver o molho
Sementes de gergelim preto tostadas, para decorar

Preparo

Descasque as cebolas e cozinhe-as no vapor até ficarem macias. À parte, prepare um molho com o restante dos ingredientes. Misture bem até obter um creme não muito espesso. Despeje por cima das cebolas. Salpique com as sementes de gergelim pretas tostadas.

Observação 1: Em vez das cebolas, você pode usar também couve-flor.

Observação 2: Aumente a gosto a quantidade de vinagre de *umeboshi* para um molho mais salgado.

Cobertura de gergelim para gratinados

Cozinhe dois ou três tipos de vegetais no vapor. Coloque-os numa assadeira. Cubra-os com creme de gergelim (tahine dissolvido em um pouco de água). Coloque pão integral esfarelado em pedaços grandes sobre tudo. Leve ao forno até borbulhar.

Couve-flor ao molho de araruta

Ingredientes

1 couve-flor média
3 colheres (sopa) de araruta
2 colheres (sopa) de gergelim branco, tostado e moído
Shoyu e sal a gosto

Preparo

Corte a couve-flor em raminhos ou, se estes forem grandes, corte-os em dois ou três pedaços. Cozinhe em água fervente com um pouco de sal, até ficar meio transparente, cuidando para não amolecer e desmanchar. Tire a maior parte do caldo da panela (deixe um pouco) e tempere com shoyu. Reserve.

Dilua a araruta em um pouco do caldo (resfrie para não empelotar) utilizado no cozimento da couve-flor. Acrescente em seguida ¾ de copo do caldo restante e cozinhe até ficar transparente. Junte a farinha de gergelim e misture. Derrame o creme obtido sobre a couve-flor reservada na panela.

Couve-flor gratinada

Ingredientes

1 couve-flor grande
2 colheres (sopa) de tahine
5 colheres (sopa) de sementes de gergelim tostadas
1 colher (sopa) de shoyu
1 colher (sopa) de vinagre de *umeboshi*
1 limão

Preparo

Corte a couve-flor em pedaços médios e escalde-a de modo a ficar crocante. À parte, moa as sementes de gergelim até ficarem desfeitas. Junte o tahine, o shoyu, o vinagre de *umeboshi* e água. Misture bem até obter um molho cremoso não muito espesso. Prove o tempero, e não deixe que fique muito salgado. Disponha a couve-flor num tabuleiro e cubra com o molho. Leve ao forno por tempo suficiente para gratinar. Sirva com algumas gotas de sumo de limão e salsa picada.

Crackers de sementes

Ingredientes

1 xícara (chá) de farinha de trigo
¼ colher (chá) de sal
1 pitada de canela
1 colher (chá) de casca de laranja ralada
1 mão cheia de sementes de gergelim
1 colher (sopa) de óleo de gergelim
1 colher (sopa) de água

Preparo

Misture todos os ingredientes e mexa com um garfo até que a massa fique homogênea. Amasse algumas vezes e abra a massa numa tábua enfarinhada. Corte em rodelas e asse em forno médio até ficarem douradas e crocantes.

Creme de gergelim

Ingredientes

1 xícara (chá) de água
1 colher (sopa) bem cheia de araruta
2 colheres (sopa) de sementes de gergelim
2 a 3 colheres (chá) de shoyu

Preparo

Toste as sementes de gergelim. Dissolva a araruta em água fria e então misture todos os ingredientes e leve ao fogo. Mexa até engrossar.

Folhas com creme de gergelim

Ingredientes

2 copos de folhas de cenoura ou de salsinha cortadas finas

¼ de copo de gergelim branco lavado e torrado

1 colher (chá) de shoyu

Água

Preparo

Coloque as folhas em água fervente por 1 minuto. Deixe escorrer para secar. Coloque o gergelim no *suribachi* (pilão) e moa as sementes até ficarem quebradas. Misture o shoyu e a água (bem pouco, somente para formar uma pasta). Em seguida, acrescente também as folhas e triture-as até incorporá-las à pasta. Sirva em seguida.

Gergelim com alga *nori*

Ingredientes

1 folha de alga *nori*

1 colher (sopa) cheia de sementes de gergelim

Observação: Varie a quantidade de cada ingrediente a gosto. É excelente fonte de sais minerais e cálcio.

Preparo

Passe as folhas de *nori* por cima do fogo rapidamente até que mudem para uma cor mais clara, ficando crocante. Lave as sementes de gergelim e leve-as para torrar. Depois, coloque o *nori* picado à mão e o gergelim no *suribachi* para moer de leve. Use o mix obtido sobre arroz e vegetais.

Gergelim com *umeboshi* (opção 1)

Ingredientes

¼ xícara (chá) de sementes de gergelim descascadas
1 colher (chá) de vinagre de arroz
1 ameixa *umeboshi*
¼ colher (sopa) de aneto
1 xícara (chá) de água

Preparo

Lave e escorra as sementes de gergelim. Toste-as, mexendo sempre, numa frigideira grossa em fogo médio, até tostarem e ficarem quebradiças. Bata as sementes no liquidificador. Adicione os outros ingredientes e bata até obter uma mistura homogênea.

Observação: Muito bom com salada de hortaliças escaldadas.

Gergelim com *umeboshi* (opção 2)

Ingredientes

5 colheres (sopa) de sementes de gergelim
1 colher (chá) de pasta de ameixa *umeboshi*
5 colheres (sopa) de suco de laranja ou água

Preparo

Lave e toste as sementes de gergelim. Desfaça-as no *suribachi* com o pilão. Junte a pasta de *umeboshi*, o suco de laranja e mexa muito bem até obter uma pasta (nem muito líquida, nem muito espessa).

Observação: Ótimo para acompanhar cereais ou saladas.

Goma *joyu*

Ingredientes

1 colher (sopa) de tahine bem cheia
1 colher (sopa) de shoyu
4 colheres (sopa) de água

Preparo

Misture todos os ingredientes em uma panela pequena e leve a fervura. Abaixe o fogo e cozinhe por alguns minutos, mexendo constantemente enquanto o molho engrossa.

Inhame com creme de gergelim e missô

Ingredientes

4 ou 5 inhames pequenos
1 colher (sopa) de missô
1 colher (sopa) de gergelim branco, tostado e moído
Caldo de alga (veja receita neste capítulo)
1 colher (sopa) araruta
Sal a gosto

Preparo

Sem descascá-los, lave os inhames, salgue-os e envolva-os num pano úmido. Cozinhe no vapor, em uma panela de pressão, por 4 minutos ou mais, dependendo do tamanho dos inhames. Deixe esfriar antes de descascá-los. Misture o missô com o gergelim tostado e bem moído, e junte um pouco de caldo de alga ou caldo de verduras. Engrosse esse creme com a araruta dissolvida em 1 colher (sopa) de água fria. Cozinhe o creme, misturando sempre, até ficar transparente. Despeje o creme sobre o inhame descascado e sirva.

Observação: Esse prato pode ser preparado sem o uso de araruta.

Maionese de tofu

Ingredientes

250 g de tofu
1 colher (chá) rasa de sal
1 colher (chá) rasa de pasta de ameixa *umeboshi*
1 colher (sopa) de azeite
1 dente de alho ralado (opcional)
Salsa ou coentro picado
1 xícara (chá) de água

Preparo

Misture tudo e triture muito bem em um processador até obter um creme não muito espesso. Tempere se necessário. Sirva em saladas, vegetais escaldados, prensados ou para gratinar empadões no forno.

Observação: Na macrobiótica, cozinha-se o tofu em água fervente por alguns minutos para torná-lo mais yang, por não mais do que 3 minutos, para não ficar cremoso.

Manteiga macrobiótica (goma missô)

Ingredientes

5 colheres (sopa) de tahine
1 colher (sopa) de missô
1 colher (sopa) de água

Preparo

Misture bem todos os ingredientes até obter uma massa cremosa. Faz uma deliciosa pasta.

Observação: Se desejar alterar o sabor, adicione 1 ou 2 colheres (chá) de raspa de casca de laranja. Esse molho, mais dissolvido, é excelente para pizzas salgadas e doces. Experimente como cobertura de maçãs cozidas com canela.

Massa com molho branco

Ingredientes

1 pacote de massa a gosto (de preferência integral)
2 colheres (sopa) de sementes de gergelim tostadas
1 colher (sopa) de *kuzu* ou araruta
1 colher (sopa) de tahine
Salsinha picada
Shoyu a gosto

Preparo

Cozinhe a massa e passe-a por água fria. À parte, desfaça em ½ xícara de água o *kuzu* e o tahine. Leve para cozinhar em fogo médio, mexendo sempre. Assim que o molho engrossar, adicione o shoyu, um pouco de vinagre de arroz e a salsinha picada. Deve estar bem temperado sem ficar muito salgado e nem espesso, podendo ser jogado sobre a massa. O *kuzu* pode ser substituído por um pouco de farinha branca.

Molho avinagrado

Ingredientes

1 colher (sopa) de tahine
1 e ½ colher (chá) de shoyu
1 colher (chá) vinagre de arroz
3 colheres (sopa) de água
Sumo de 1 laranja
1 colher (sopa) de sementes de gergelim tostadas

Preparo

Misture bem todos os ingredientes e sirva com saladas cruas, escaldadas ou, simplesmente, como condimento.

Molho de gergelim (opção 1)

Ingredientes

¼ de copo (40 gramas) de sementes de gergelim branco lavadas e tostadas

Shoyu a gosto

Um pouco de água

Legumes de sua preferência: alho-poró, cebolas, nabo branco, cenouras, couve, agrião, espinafre, couve-flor, abóbora, etc.

Observação: A quantidade de molho de soja depende da quantidade de verduras ou legumes a serem servidos.

Preparo

Amasse as sementes de gergelim até formarem um creme. Adicione o molho de soja para salgar e a água para engrossar o creme. Reserve. Em seguida, ferva, em água salgada, todos os legumes cortados em pedaços pequenos. Quando estiverem "al dente" (crocantes), misture-os com o creme de gergelim.

Observação: Não jogue fora o caldo das hortaliças, mas utilize-o em sopas.

Molho de gergelim (opção 2)

Ingredientes

½ xícara (chá) de sementes de gergelim tostadas

3 colheres (sopa) de água

1 colher (sopa) rasa de missô

Preparo

Num *suribachi*, moa as sementes de gergelim, deixando algumas sementes inteiras. Adicione o missô e a água e misture tudo muito bem. É um ótimo molho para legumes, arroz, pão, etc.

Molho para legumes

Ingredientes

1 colher (sopa) cheia de tahine
Um pouco de água
Um pouco de shoyu

Preparo

Misture todos os ingredientes num *suribachi*. A consistência depende da quantidade de água colocada.

Observação: Você pode variar esse molho usando manteiga de amêndoas, manteiga de amendoim ou vinagre de ameixa.

Molho de tofu

Ingredientes

1 pedaço de tofu cozido
1 colher (chá) de mostarda
1 colher (sopa) de tahine
1 colher (chá) de sumo de limão
Cebolinha ou coentro picado

Preparo

Misture todos os ingredientes num *suribachi*.

Molho de tofu e salsinha

Ingredientes

150 g de tofu
1 dente de alho

⅓ xícara (chá) de água
1 colher (sopa) de suco de limão
1 colher (chá) de óleo de gergelim
1 colher (chá) de missô (ou uma pitada de sal marinho)
2 colheres (sopa) de salsinha picada

Preparo

Cozinhe o tofu e o alho no vapor por 3 minutos (não mais, pois, caso contrário, ele fica cremoso). Bata todos os ingredientes no liquidificador até ficar homogêneo.

Observação: Delicioso com brócolis cozidos no vapor.

Molho especial

Ingredientes

1 cebola
1 fio de óleo de gergelim
1 xícara (chá) de água
3 colheres (sopa) de tahine
Sal a gosto

Preparo

Pique a cebola e doure em um fio de óleo de gergelim. Adicione a água e o tahine. Misture bem e tempere com o sal. Deixe cozinhar por 2 ou 3 minutos ou até que fique com uma consistência mais grossa.

Molho picante

Ingredientes

1 nabo ralado fino
1 colher (sopa) rasa de tahine
1 ameixa ou pasta de ameixa *umeboshi* desfeita
1 folha de alga *nori* tostada e partida em pedacinhos
1 colher (chá) de shoyu
Um pouco de água, se necessário

Preparo

Misture bem todos os ingredientes e sirva com saladas cruas, escaldadas ou como simples condimento.

Nabos recheados

Ingredientes

2 ou 3 nabos médios
2 colheres (sopa) cheias de sementes de gergelim
1 colher (sopa) de missô claro
Suco de 1 laranja
Raspas de casca de ½ limão
Cebolinha picada

Preparo

Corte os nabos ao meio e cozinhe-os no vapor. Não deixe que fiquem muito cozidos. Retire um pouco da parte do miolo com a ajuda de uma colher. À parte, toste as sementes de gergelim e deixe esfriar. Num *suribachi*, moa muito bem as sementes. Junte o missô, as raspas de limão e vá adicionando o suco de laranja, mexendo bem até obter uma pasta. Recheie os nabos. Salpique com cebolinha picada.

Patê de grãos

Ingredientes

1 xícara (chá) de grãos já cozidos (arroz, quinoa, painço, cevada, etc.)
2 dentes de alho picado
1 colher (sopa) de tahine
1 fio de azeite
1 colher (sopa) de shoyu
1 colher (sopa) de vinagre de arroz
Coentro picado

Preparo

Junte todos os ingredientes e triture em um *suribachi* ou processador até obter um purê consistente. Tempere a gosto. Deve ficar ligeiramente picante e avinagrado.

Observação: Na macrobiótica, os cereais são sempre cozidos somente com sal, e a sobra é freqüentemente usada em preparação de mingaus, almôndegas e patês.

Pepinos recheados

Ingredientes

3 pepinos
250 g de tofu cozido
1 colher (sopa) rasa de missô
Raspas de ½ limão
1 colher (sopa) rasa de tahine

Preparo

Corte os pepinos ao meio, no sentido do comprimento. Retire todo o interior e salpique com sal. Reserve. À parte, prepare uma pasta de tofu com o restante dos ingredientes. Retire o excesso de sal dos pepinos e recheie com o tofu. Corte o pepino em quatro partes ou mais. Decore com uma rodelinha de cenoura escaldada cortada em flor.

Purê de abóbora

Ingredientes

1 kg de abóbora
Um pouco de sal
1 colher (chá) de grãos de gergelim

Preparo

Limpe a pele da abóbora e tire todos os caroços. Cozinhe no vapor, amasse e tempere com sal. Coloque um pouco de água. Disponha sobre o prato e polvilhe com o gergelim torrado. Sirva em seguida.

Refogadinho de agrião

Ingredientes

1 maço de agrião
Sal a gosto
Tahine a gosto

Preparo

Cozinhe, em pouca água, o agrião cortado em pedaços de 3 centímetros, em fogo brando. Adicione o sal. Pode-se acentuar o sabor com um pouco de tahine.

Refogadinho de cenouras

Ingredientes

2 cenouras
1 colher (sopa) de shoyu
Sementes de gergelim tostadas
Sal a gosto

Preparo

Corte as cenouras e refogue com shoyu. Adicione as sementes de gergelim tostadas e salgue (todo "refogadinho" é um pouco salgado).

Salada de *wakame*

Ingredientes

2 tiras de alga *wakame* (ou alga *arame* ou *hijiki*)
1 pepino

4 colheres (sopa) de sementes de gergelim tostadas
1 colher (sopa) rasa de missô
Raspas de ½ limão
Sumo de ½ laranja

Observação: A alga *arame* é muito tenra e pode ser cozida ou preparada para saladas. Deixe-a de molho durante 5 minutos e não será necessário cortá-la.

Preparo

Deixe a alga de molho durante 5 minutos e corte-a em pedaços não muito grandes. Descasque o pepino deixando alguns veios no sentido do comprimento. Corte-o ao meio e retire todas as sementes. Volte a cortar em tiras finas e salpique com sal. À parte, moa as sementes de gergelim, junte o missô, as raspas de limão e o sumo de laranja. Junte esse molho à alga e ao pepino e envolva bem. Adicione algum tempero, se achar necessário.

Tahine cremoso

Ingredientes

3 colheres (sopa) de tahine
1 colher (sopa) de suco de limão
2 colheres (sopa) de missô
½ xícara (chá) de água
¼ colher (chá) de manjericão
1 colher (chá) de azeite de oliva

Preparo

Bata todos os ingredientes no liquidificador.

Observação: Especialmente saboroso com salada de macarrão ou com salada de hortaliças escaldadas.

Tofu ao forno

Ingredientes

½ kg de tofu
2 colheres (sopa) de shoyu (ou missô claro)
Sumo de ½ limão
2 colheres (sopa) de azeite ou óleo de gergelim
Sementes de gergelim
Cebolinha

Preparo

Corte o tofu em fatias e disponha-as num tabuleiro inclinado para escorrer a água. À parte, misture o restante dos ingredientes com um pouco de água. Ponha o molho obtido por cima do tofu em uma fôrma, e leve ao forno durante 20 a 30 minutos. Sirva com ¼ de limão cortado fino e um raminho de salsa.

Vagens com cascas de pepino

Ingredientes

2 colheres (sopa) de óleo de gergelim
6 xícaras (chá) de vagens cortadas em três, na diagonal

1 xícara (chá) de cascas de pepino cortadas em pedacinhos
1 xícara (chá) de água
1 colher (chá) de sal

Preparo

Aqueça uma panela, adicione o óleo, e, quando estiver quente, acrescente as vagens. Sacuda a panela para evitar que queime, e cubra cada pedaço com o óleo. Adicione água, o sal e a casca do pepino e cozinhe até que a água seque.

Vinagrete de limão

Ingredientes

¼ xícara (chá) de suco de limão
2 colheres (chá) de vinagre de arroz
2 ou 3 colheres (chá) de shoyu
2 colheres (chá) de óleo de gergelim (opcional)
¼ xícara (chá) de água
½ colher (chá) de manjerona
2 colheres (chá) de salsinha picada fina
1 colher (chá) de mostarda natural (opcional)

Preparo

Misture todos os ingredientes e sirva.

Receitas doces

À medida que comemos mais alimentos sintéticos, nosso paladar original torna-se entorpecido, mas as delícias dos alimentos naturais restauram sua sensibilidade original. Então, podemos apreciar a maravilhosa doçura natural dos alimentos.

Biscoito frito

Ingredientes

2 xícaras (chá) de farinha trigo integral
2 colheres (sopa) de sementes de gergelim
1 colher (café) de canela em pó
Água

Preparo

Misture a farinha, as sementes de gergelim e a canela. Adicione água o bastante para que fique uma massa consistente, mas não dura. Estenda a massa e corte em tiras. Frite-as até dourarem ou até tomarem consistência comum de biscoito.

Observação: Se quiser, dê formas diversas ao biscoito. Você também pode guarnecer sua massa com nozes, castanhas, etc.

Bolo especial

Ingredientes

1 e ½ xícara (chá) de farinha de trigo integral
1 e ½ xícara (chá) de farinha de arroz *moti* (opcional)

¼ de xícara (chá) de óleo de gergelim
½ colher (chá) de sal
½ xícara (chá) de sementes de gergelim
½ xícara (chá) de nozes torradas e picadas
¼ de xícara (chá) de uvas passas picadas
2 maçãs cortadas em pequenos cubos
1 xícara (chá) de abóboras cortadas em cubos
2 ovos fertilizados (caipiras e preferencialmente de procedência orgânica)
1 xícara (chá) de água

Preparo

Misture o óleo, o sal e as farinhas com as mãos. Acrescente as sementes de gergelim, as nozes picadas e as uvas passas; depois, os pedacinhos de maçã e os de abóbora. Misture as gemas com a água e junte-as à massa. Misture bem todos os ingredientes, com as mãos. Bata as claras em neve e misture à massa, levemente, sem bater. Despeje a massa numa fôrma média, ligeiramente untada, e alise o topo com uma espátula molhada. Coloque algumas nozes inteiras na crosta, formando desenhos. Asse em forno alto durante 45 a 60 minutos, até que, introduzindo um palito no bolo, este saia seco.

Bolo macrobiótico

Ingredientes

1 e ½ xícara (chá) de farinha de trigo integral
1 e ½ xícara (chá) de farinha de arroz

3 colheres (sopa) de óleo de gergelim ou de girassol
½ colher (chá) de sal
½ xícara (chá) de sementes de gergelim
½ xícara (chá) de nozes ou castanhas-do-pará picadas
1 xícara (chá) de uvas passas
2 maçãs médias picadas em cubinhos
1 e ½ xícara (chá) de água

Preparo

Misture as farinhas, o óleo e o sal. Junte o gergelim, as nozes picadas e as passas. Em seguida, junte a maçã e a água, e misture bem. Despeje em fôrma untada com manteiga ou óleo e polvilhada com farinha. Asse em temperatura entre 180° C e 200°C (média) por 35 a 50 minutos. Verifique se o centro está seco. Se não estiver, deixe no forno por mais alguns minutos. Deixe o bolo esfriar por 10 minutos antes de tirá-lo da fôrma.

Leite de sementes e amêndoas

Ingredientes

½ copo de amêndoas sem pele
1 litro de água
½ copo de sementes de gergelim descascadas
2 colheres (sopa) de malte de cevada ou de arroz

Preparo

Em um liquidificador ou processador, bata todos os ingredientes até obter uma mistura homogênea.

Maçãs assadas

Ingredientes

Quantas maçãs desejar
Tahine
Uvas passas (opcional)

Preparo

Retire a parte central das maçãs, tendo o cuidado de não esburacá-las completamente (deixe o fundo). Preencha esse espaço central com tahine misturado com um pouco de sal. Leve ao forno médio para assar.

Observação: Pode-se acrescentar uvas passas ao tahine.

Mousse de cacau

Ingredientes

1 litro de leite de soja (ou de arroz)
1 xícara (chá) de cacau em pó
Malte de cevada a gosto
1 pitada de canela
2 colheres (sopa) de tahine
2 colheres (sopa) rasas de alga ágar-ágar
2 colheres (sopa) de farinha de araruta

Preparo

Misture todos os ingredientes e leve ao fogo até levantar fervura. Vá mexendo para a farinha de araruta não grudar no fundo da panela. Quando ferver, baixe o fogo e deixe cozinhar por 5 a 10 minutos.

Coloque esse preparado numa fôrma e, quando esfriar, bata numa batedeira. Polvilhe com pó de cacau e sirva em seguida.

Mousse de café de cevada

Ingredientes

1 litro de café de cevada (preparado com os grãos torrados e moídos)

Malte de cevada a gosto

1 pitada de baunilha

12 colheres (sopa) de tahine (ou de pasta de amêndoas ou de amendoim)

12 colheres (sopa) rasas de alga ágar-ágar

12 colheres (sopa) de farinha de araruta

Da cobertura (opcional)

8 colheres (sopa) de amêndoas tostadas e trituradas

Preparo

Misture todos os ingredientes e leve ao fogo deixando levantar fervura. Baixe o fogo e deixe cozinhar durante 40 minutos. Coloque esse preparado numa fôrma e deixe esfriar. Transforme essa gelatina em um mousse batendo tudo numa batedeira até obter a consistência desejada. Sirva com amêndoas trituradas.

Mousse de morango

Ingredientes

6 xícaras (chá) de água

1 barra de alga *kanten* ou de ágar-ágar em pó

2 colheres (sopa) de tahine

½ xícara (chá) de suco ou cidra de maçã

1 xícara (chá) de morangos picados

Preparo

Leve a água para ferver. Lave a *kanten* em água fria corrente até que possa ser partida e coloque-a na água fervente. Ferva até que a *kanten* esteja completamente dissolvida, e então deixe cozinhar por 10 minutos. Misture bem o tahine com a cidra no *suribachi*. Adicione aos morangos picadinhos. Retire a mistura de *kanten* do fogo, ponha junto com a mistura de morangos e coloque em tacinhas individuais lavadas com água fria. Deixe endurecer até o ponto de gelatina (mais ou menos 1 hora).

Pêras com molho de café de cevada

Ingredientes

6 pêras

2 colheres (sopa) de uvas passas

4 xícaras (chá) de café de cevada pronto

Malte de cevada a gosto

1 colher (sopa) de *kuzu* ou araruta

Preparo

Descasque as pêras inteiras e leve-as para cozinhar com uma pitada de sal e um pouco de água. Retire-as depois de cozidas e, na mesma água, ferva as uvas passas. Junte o café, o malte e o *kuzu* desfeito num pouco de água fria. Cozinhe até que mude de cor e tenha consistência espessa. Despeje sobre as pêras em potes individuais.

Pudim de café de cevada

Ingredientes

½ kg de pêras
1 xícara (chá) de sêmola de trigo
4 xícaras (chá) de café de cevada pronto
1 xícara (chá) de malte de cevada
1 colher (sopa) de tahine ou manteiga de amêndoas
1 pitada de baunilha

Preparo

Descasque as pêras e cozinhe-as com um pouco de água e sal, até ficarem desfeitas. Adicione o restante dos ingredientes e mexa muito bem. Unte uma fôrma com um pouco de óleo de gergelim e polvilhe com farinha. Coloque a massa na fôrma e leve ao forno durante 30 a 40 minutos.

Pudim de leite de soja

Ingredientes

½ litro de leite de soja
1 colher (sopa) rasa de ágar-ágar
1 colher (sopa) de araruta ou amido de milho
1 xícara (chá) de malte de cereais

1 pitada de baunilha
1 colher (sopa) de tahine

Preparo

Misture todos os ingredientes e leve-os ao fogo, mexendo até ferver. Baixe o fogo e deixe cozinhar por 10 minutos. Reserve. À parte, leve uma panela ao fogo com 2 colheres (sopa) de malte de cereais e deixe ferver até ficar no ponto. Derrame imediatamente em uma tigela e coloque a mistura reservada por cima. Quando esfriar, desenforme e sirva em fatias.

Waffles de gergelim

Ingredientes

Da massa

1 e ½ xícara (chá) de aveia em flocos
1 e ½ xícara (chá) de fubá fino
¼ xícara (chá) de gergelim tostado
¼ xícara (chá) de painço ou arroz cozido
1 colher (chá) de sal marinho
2 xícaras (chá) de água (aproximadamente)
1 colher (sopa) de óleo de gergelim

Da cobertura

1 xícara (chá) de suco de maçã (não adoçado)
½ xícara (chá) de água
1 colher (sopa) bem cheia de araruta
½ xícara (chá) de uvas passas
Morangos frescos (opcional)

Preparo da massa

Toste a aveia e o fubá juntos numa frigideira grossa em fogo médio, mexendo sempre até sentir o cheirinho de tostado, antes de ficar marrom. Bata as sementes de gergelim no liquidificador até obter um pó fino. Adicione os outros ingredientes e bata novamente até obter um creme homogêneo. Coloque-o para assar numa chapa de ferro untada e bem quente (existem chapas apropriadas para waffles). Aguarde pelo cheiro característico desses waffles divinos, e está pronto.

Preparo da cobertura de maçã

Esquente o suco. Dissolva a araruta em água fria e adicione-a gradualmente ao suco quente, mexendo sempre para não encaroçar. Coloque as uvas passas e os morangos opcionais. Deixe no fogo por mais alguns segundos. Se estiver muito grosso, coloque um pouco mais de suco. É absolutamente delicioso servido quente, sobre o waffle ou como desejar.

Receitas para males específicos

Chá de gergelim

Amasse levemente as sementes (pretas ou brancas). Adicione dois copos de água e deixe ferver por 10 a 20 minutos, em fogo baixo. Beba de dois a três copos por dia de chá, sem peneirar os grãos.

Indicado para:

- Escurecer os cabelos brancos e devolvê-los à cor natural (sementes pretas).
- Problemas de visão.
- Incentivar a formação do leite em gestantes.
- Regular a menstruação.

Dor de cabeça frontal

(Dor de cabeça yin, provocadas por alimentação inadequada, como o açúcar, por exemplo.)

Passar o óleo de gergelim no local da dor.

Doenças do couro cabeludo e queda de cabelos

Ingredientes

1 colher (sopa) de óleo de gergelim
1 colher (sopa) de suco de gengibre

Preparo

Misture o óleo de gergelim e o suco de gengibre e terá um excelente remédio contra as doenças do couro cabeludo e a queda de cabelos. Aplique na cabeça e deixe o máximo de tempo possível.

Para os males dos olhos

Filtre o óleo de gergelim em uma gaze e coloque uma gota em cada olho antes de dormir. Algumas vezes pode arder, mas é um excelente remédio contra os males dos olhos, como vista cansada, conjuntivite, ardência, cisco, etc.

Para desintoxicar o organismo

Ingredientes

1 tira de alga *wakame* (10 a 15 cm)
8 colheres (sopa) de sementes de gergelim

Preparo

Lave as sementes de gergelim e toste-as até dourarem. Toste a alga *wakame* no forno ou numa caçarola, até desfazer-se facilmente. Junte as sementes e a alga no *suribachi* e moa até as sementes ficarem 50% desfeitas.

Observação: Fortalece o sistema nervoso e é um ótimo substituto do gersal para pessoas que ingeriram muito sal, muitas drogas ou medicamentos. É bom também para limpar o sistema linfático e ajuda a liberar toxinas. Estimula o apetite e fortalece o sistema digestório.

Picadas de cobra e aranha

Ingredientes

1 colher (sopa) de óleo gergelim
¼ de colher (chá) de sal

Preparo

Misture os dois e coloque sobre a picada.

Sementes cruas

Mastigue bastante as sementes cruas de gergelim. São ótimas fontes de ferro e vitaminas, além de manterem saudável a atividade cerebral. Funcionam como um detergente, "desengordurando" todos os cantos por onde passam. Além disso, ajudam na recuperação das estruturas do sistema nervoso e da memória.

Indicadas para:

- Problemas nos intestinos e no estômago.
- Dor de dente.

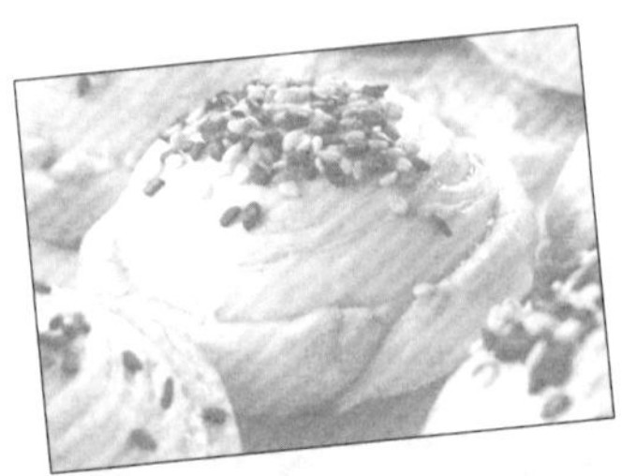

Bolo com gergelim

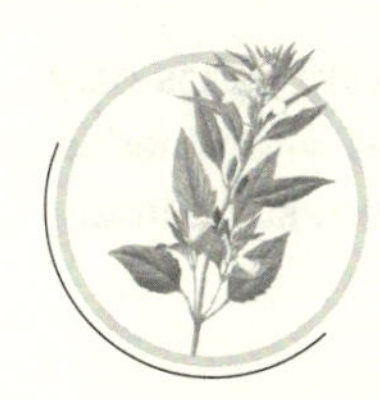

CAPÍTULO IX

RECEITAS DELICIOSAS COM GERGELIM

O gergelim, como já vimos, é um dos vegetais mais ricos em lecitina, proteínas de alto valor biológico, vitaminas, especialmente E, B1 e B2, além de minerais e oligoelementos diversos, como cálcio, fósforo, ferro, magnésio, cobre, cromo e também mucilagens, que lhe confere a suave ação laxante.

As sementes de gergelim são versáteis, e podem ser consumidas cruas, assadas, com açúcar ou mel. Podem ser polvilhadas (cruas ou assadas) sobre o arroz, tortas, suflês, saladas, iogurte, frutas, sucos, etc. Sua farinha pode ser usada para fazer bolos, pães, biscoitos, refogados, etc., aumentando o valor nutritivo dos pratos e conferindo-lhes um sabor especial.

Observação: A quantidade recomendada é 1 colher (sopa) de gergelim por dia.

Selecionamos receitas práticas e sofisticadas para você usar e abusar dessas sementes vitaminadas. Escolha a sua e coloque mais saúde em sua alimentação diária.

Receitas salgadas

Arroz integral com gergelim

É um excelente acompanhamento para carne ou frango. Não se esqueça de que o arroz integral requer muito mais tempo de cozimento.

Ingredientes

1 xícara (chá) de arroz integral
8 xícaras (chá) de água
2 colheres (sopa) de óleo de girassol ou canola
1 cebola picada
1 dente de alho amassado
1 colher (sopa) de salsinha picada
Sal a gosto
4 colheres (sopa) de sementes de gergelim torradas levemente numa frigideira

Preparo

Escolha, lave e deixe o arroz de molho de um dia para outro, em 3 xícaras de água. Aqueça o óleo e frite levemente o alho, a cebola, a salsinha e o sal. Acrescente o arroz com a água do molho e despeje as 5 xícaras restantes de água fria. Espere levantar fervura, abaixe o fogo e deixe cozinhar por aproximadamente uma hora, até o arroz ficar bem macio. Antes de servir, misture as sementes de gergelim torradas, mexendo delicadamente.

Atum em crosta de gergelim

Ingredientes

Limão
Sal
½ xícara (chá) de gergelim (branco e preto)
200 g de filé de atum

Do acompanhamento

Suco de 1 limão
Sal
1 maço de espinafre
1 cebola picada
1 dente de alho picado
200 g de lentilha

Do molho

100 ml de creme de leite
1 colher (sobremesa) de açúcar mascavo
1 colher (sobremesa) de gengibre ralado

Preparo

Tempere o filé de atum com sal e limão. Empane o filé no gergelim. Passe o filé na chapa por 2 minutos.

Preparo do acompanhamento

Cozinhe a lentilha separadamente em água e sal. Em seguida, refogue a lentilha com alho e cebola.

Por último, coloque o suco de limão e o espinafre. Tempere com sal.

Preparo do molho

Numa panela ainda fria, coloque o creme de leite, o gengibre e o açúcar mascavo. Cozinhe em fogo brando, de 5 a 7 minutos sempre mexendo.

Brócolis com gergelim

Ingredientes

2 dentes de alho amassados
1 colher (chá) de azeite
3 xícaras (chá) de buquês de brócolis
1 pitada de sal
1 colher (sopa) rasa de semente de gergelim tostadas

Preparo

Refogue o alho no azeite e junte o brócolis e o sal. Regue com algumas colheres de água e deixe cozinhar, mexendo sempre e com cuidado para não amolecer demais. Na hora de servir, salpique o gergelim.

Canudinho ao gergelim

Ingredientes

Do recheio

1 cebola processada
2 colheres (sopa) de manteiga
2 colheres (sopa) de farinha de trigo
500 ml de leite

Sal, pimenta do reino e cheiro-verde a gosto
500 g de camarão picados

Da massa
500 g de massa folhada congelada
1 ovo
Sementes de gergelim levemente torradas

Preparo do recheio

Numa panela, doure a cebola na manteiga, acrescente a farinha de trigo e depois o leite, e cozinhe até o ponto de um mingau. Tempere a gosto com o sal, a pimenta e o cheiro-verde. Reserve. À parte, refogue rapidamente os camarões temperados e acrescente ao molho reservado.

Preparo da massa

Descongele e abra a massa folhada e corte em tiras de 2 centímetros de largura aproximadamente. Pincele com água fria e enrole, em espiral, sobre um cone de metal próprio para fazer canudinhos, sobrepondo levemente as voltas, cobrindo até a borda ou na altura de ⅔, se o cone for longo. Aperte suavemente e role-os sobre a massa enfarinhada, apertando para que as bordas da espiral colem bem. Pincele os canudinhos com ovo batido e passe no gergelim. Leve ao forno numa assadeira e asse em temperatura média (200 °C) por 12 a 15 minutos ou até a massa dourar e crescer. Deixe esfriar para retirar os cones dos canudinhos. Recheie e sirva.

Costelinhas com gergelim

Ingredientes

1 colher (café) de gengibre ralado
1 dente de alho processado
1 colher (café) de pimenta do reino
1 xícara (chá) de vinho branco seco
½ xícara (chá) de água
2 colheres (sopa) de açúcar mascavo
800 g de costela suína
Sementes de gergelim tostadas para salpicar

Do acompanhamento

1 kg de mandioca
Sal a gosto
Óleo para fritura
150 g de queijo parmesão ralado grosso

Preparo

Em um refratário pequeno, junte o gengibre, o alho, a pimenta do reino, o vinho, a água e o açúcar, e misture bem. Coloque a costela em um refratário grande, regue a costela com o tempero obtido e leve ao forno pré-aquecido para assar, por aproximadamente 40 minutos ou até dourar. Salpique o gergelim torrado e sirva em seguida.

Preparo do acompanhamento

Em uma panela, cozinhe a mandioca em água e sal, corte-a em pedaços médios e doure-a, levemente, em óleo quente. Retire da panela e salpique o parmesão ralado. Sirva acompanhando as costelas.

Frango com mel e gergelim

Ingredientes

1 frango em pedaços
3 colheres (sopa) de mel
3 colheres (sopa) de sementes de gergelim tostadas
3 colheres (sopa) de molho de soja

Preparo

Leve ao fogo o mel, o gergelim e o molho de soja até levantar fervura. Deixe as porções de frango marinarem nesse tempero por 2 horas. Leve para assar por 1 hora em temperatura moderada.

Filé de frango empanado com gergelim e recheado com queijo gruyère

Ingredientes

1 filé de frango
20 g de queijo gruyère
2 folhas de manjericão
Farinha de trigo para polvilhar
Ovo para empanar
Farinha de rosca para empanar
Gergelim para empanar

Preparo

Passe o filé de frango na farinha de trigo e depois no ovo. Recheie com o queijo e as folhas de manjericão.

Passe na farinha de rosca e, em seguida, ligeiramente no ovo. Polvilhe com o gergelim. Leve para fritar.

Gota de queijo ao pesto com gergelim branco

Ingredientes

1 pacote de pão de fôrma preto
200 g de ricota fresca passada pela peneira
½ xícara (chá) de nozes moídas
⅓ de xícara (chá) de folhas de manjericão
¼ de xícara (chá) de queijo parmesão ralado fino
1 colher (sopa) rasa de mostarda
2 colheres (sopa) de creme de leite sem soro (ou requeijão)
Sal, pimenta do reino e temperos a gosto
Sementes de gergelim branco, o quanto baste
2 colheres (sopa) de requeijão
½ xícara (chá) de azeite

Preparo

Prepare o molho pesto batendo, no processador ou liquidificador, as nozes, o manjericão, o azeite e o sal. Misture a ele os demais ingredientes, exceto o pão e o gergelim.

Montagem

Corte o pão como um aro, preencha com o recheio, e sobreponha o gergelim.

Homus

Ingredintes

250 g de grão-de-bico
2 colheres (sopa) de suco de limão
1 colher (sobremesa) de sal
4 dentes de alho amassados
3 colheres (sopa) de tahine

Preparo

Cozinhe o grão-de-bico até ficar macio. Escorra a água e esfregue os grãos, uns contra os outros, removendo o máximo possível das cascas. Use um processador para bater os grãos, o limão, o alho, e parte da água do cozimento. Se ficar muito denso, acrescente mais água. Volte a processar até que a massa adquira a consistência de um purê. Acrescente o sal e o tahine e processe novamente. Acrescente salsinha bem picada, regue com azeite, e sirva frio com pão sírio.

Molho de gergelim com hortelã

Ingredientes

½ xícara (chá) de água
Sal a gosto
2 colheres (sopa) de gergelim torrado
1 colher (sopa) de açúcar
3 colheres (sopa) de azeite de oliva
8 colheres (sopa) de tahine

½ xícara (chá) de suco de laranja
1 dente de alho amassado
1 xícara (chá) de hortelã picada

Preparo

Coloque no liquidificador o azeite de oliva, o tahine, o suco de laranja, o alho e a água. Bata até obter um creme. Junte a hortelã, o açúcar, o sal e bata rapidamente. Retire. Despeje em uma molheira e polvilhe as sementes de gergelim. Sirva com quibe assado. Se preferir substitua o açúcar por adoçante.

Omelete de frango com gergelim

Ingredientes

1 filé de frango cozido e desfiado
1 colher (chá) de açúcar
2 colheres (chá) de molho de soja (shoyu)
6 ovos
1 colher (chá) de gengibre ralado
2 colheres (chá) de sementes de gergelim tostadas
1 folha de cebolinha
8 raminhos de agrião
1 colher (sopa) de farinha de trigo
2 colheres (sopa) de óleo de milho, soja ou arroz

Preparo

Corte o frango em tiras finas. Tempere com o açúcar e o molho de soja. Bata os ovos e acrescente a farinha e o frango desfiado. Acrescente o gengibre, espremido num guardanapo limpo, e a cebolinha picada. Esquente o óleo na frigideira e coloque os ovos. Deixe fritar por cerca de 3 minutos. Verifique se está no ponto, levantando uma ponta da omelete. Se estiver dourada, vire. Enquanto doura do outro lado, salpique o gergelim. Enrole e corte em quatro porções. Sirva com os raminhos de agrião.

Palito chinês de gergelim

Ingredientes

450 g de queijo tipo reno ralado
250 g de manteiga batida
½ xícara (chá) de sementes de gergelim tostadas
2 xícaras (chá) de farinha de trigo
½ colher (chá) de sal
¼ colher (chá) de pimenta do reino
⅛ colher (chá) de noz-moscada recém-ralada

Preparo

Aqueça o forno antecipadamente a 175 °C. Misture o queijo e a manteiga. Acrescente as sementes de gergelim. Misture, à parte, a farinha de trigo, o sal, a pimenta e a noz-moscada. Junte à mistura de queijo e manteiga. Pegue pequenas porções de massa e enrole em forma de "cobrinha" com 15 centímetros de comprimento e 7 milímetros de diâmetro. Em uma assadeira não untada, coloque os palitos de queijo com certa distância um do outro. Não deixe que eles fiquem muito tostados.

Importante: Se a massa amolecer e ficar difícil manuseá-la, embrulhe-a em papel manteiga e coloque na geladeira ou no congelador até que fique bem firme. Se ficar firme demais no congelador, bata-a na tábua com o rolo de abrir massa, até amolecer um pouco.

Pasta de gergelim caseira (tahine)

Ingredientes

1 xícara (chá) de sementes de gergelim
1 pitada de sal
Água morna
1 colher (chá) de óleo de gergelim

Preparo

Moa as sementes de gergelim com o óleo em um processador e vá adicionando a água e o sal até ficar macio.

Queijo grelhado com gergelim

Ingredientes

20 pedaços pequenos de queijo branco curado
½ xícara (chá) de sementes de gergelim

Preparo

Leve ao fogo uma chapa de ferro ou frigideira antiaderente e deixe aquecer. Arrume os pedaços de queijo na chapa e grelhe os dois lados por 3 minutos ou até ficar macio por dentro. Tome cuidado para o queijo não perder o formato. Retire do fogo, arrume-o numa placa de polipropileno e deixe esfriar. Despeje o gergelim em uma tigela pequena. Espete um garfo na superfície de cada queijo, empane-os no gergelim e arrume-os em um prato. Sirva decorado com ervas.

Surubim com gergelim

Ingredientes

1 kg de filé de surubim
Sal, pimenta do reino e azeite para temperar
100 g de gergelim
150 g de farinha de rosca
200 g de farinha de trigo
2 ovos inteiros ligeiramente batidos com uma pitada de sal

Preparo

Misture a farinha de rosca com o gergelim e reserve. Passe os filés de peixe na farinha de trigo, depois no ovo e, por último, na farinha de gergelim. Frite em óleo quente e sirva com molho de tomate e purê de batata.

Tofu com cebolinha e gergelim

Ingredientes

Tofu
1 colher (chá) de cebolinha cortada bem fina
Gergelim

Do molho

1 colher (sopa) de água mineral
½ colher (chá) de gengibre ralado
½ colher (chá) de mel
1 colher (chá) de óleo de gergelim
1 colher (sopa) de molho de soja (shoyu)

Preparo

Coloque em um prato de sobremesa uma fatia quadrada de tofu, com aproximadamente 2 centímetros de altura por 4 centímetros de largura. Corte a fatia em quatro triângulos, cortando na diagonal. Por cima, espalhe a cebolinha e polvilhe um pouco de gergelim. Quando for servir, misture todos os ingredientes do molho e regue.

Receitas doces e pães

Abacaxi grelhado com gergelim

Ingredientes

2 colheres (sopa) de melado de cana
1 colher (sopa) de gergelim cru
4 fatias de abacaxi
Canela (opcional)

Preparo

Coloque o melado em uma frigideira e deixe esquentar um pouco. Adicione as fatias de abacaxi e deixe grelhar por aproximadamente 1 minuto de cada lado; se quiser coloque a canela nesse momento. Reserve. Doure o gergelim em uma panela até começar a pular e ficar tostado. Retire o abacaxi da frigideira, salpique o gergelim e sirva quente com sorvete de iogurte ou iogurte natural e ramos de hortelã.

Barrinhas de gergelim

Ingredientes

1 xícara (chá) de gergelim
1 xícara (chá) de açúcar
1 colher (sopa) de glucose de milho
1 colher (sopa) de óleo de soja

Preparo

Unte levemente uma panela larga e uma pedra mármore, com óleo. Coloque o açúcar na panela e acrescente o gergelim e a glucose. Misture bem e leve ao fogo brando até que o açúcar derreta. Quando começar a derreter, misture, girando levemente a panela para incorporar bem (não coloque a colher na mistura para não cristalizar). Assim que adquirir uma coloração dourada, despeje sobre a pedra mármore e alise (utilize as costas de uma colher untada com óleo). Deixe esfriar um pouco e corte as barrinhas com uma faca ou espátula.

Batata doce com gergelim

Ingredientes

400 g de batata doce
Óleo de soja para fritar
½ xícara (chá) de açúcar
2 colheres (sopa) de água
1 colher (chá) de shoyu
1 colher (café) de gergelim preto torrado

Preparo

Lave bem as batatas e corte em tamanhos médios e uniformes. Deixe de molho em água morna por 10 minutos. Retire e coe em uma peneira. Coloque as batatas em óleo bem quente e frite-as. No início da fritura, o fogo deve estar bem quente, pois ao mergulhar as batatas no óleo, a tendência da temperatura é cair. No entanto, durante todo o processo de cozimento, o óleo deve ser mantido em temperatura média. Quando as batatas estiverem macias por dentro e crocantes por fora, retire e passe para um refratário com papel absorvente. Misture o açúcar, a água e o shoyu numa panela grande e cozinhe em fogo baixo. Quando começar a engrossar, acrescente as batatas reservadas e misture rapidamente, para fiquem envoltas nesse molho. Transfira para um recipiente levemente untado com óleo e polvilhe o gergelim.

Biscoitinho de gergelim

Ingredientes

500 g de polvilho azedo
1 copo de leite frio
1 copo de água
1 copo de óleo
½ colher (sopa) de sal
1 colher (sopa) de açúcar
1 ovo
3 colheres (sopa) de gergelim

Preparo

Misture o sal e o açúcar com o polvilho. Umedeça com o leite e reserve. À parte, leve ao fogo o óleo e a água, até levantar fervura. Escalde essa "farofa", mexendo bem com o auxílio de uma colher de pau. Junte o ovo e o gergelim, formando uma massa homogênea, porém mole. Com o auxílio de manga de confeiteiro, modele os biscoitinhos em uma assadeira untada. Leve para assar em forno pré-aquecido. Quando os biscoitinhos estiverem crescidos (15 minutos), baixar o forno paraque sequem.

Biscoito de gergelim

Ingredientes

2 gemas de ovos
6 colheres (sopa) de margarina
¼ xícara (chá) de adoçante em pó

300 g de farinha de trigo
1 xícara (chá) de gergelim
2 claras de ovos batidas

Preparo

Misture tudo até obter uma massa homogênea. Corte a massa no formato desejado, coloque em uma assadeira untada e asse por cerca de 20 minutos.

Bolinhas de gergelim

Ingredientes

1 lata de leite condensado
1 xícara (chá) de gergelim branco
Manteiga para untar
Gergelim para envolver as bolinhas

Preparo

Em uma frigideira, com fogo baixo, coloque o gergelim (não é necessário untar). Doure as sementes, sempre misturando com uma colher de pau. Reserve. Em outra panela, coloque o leite condensado, leve ao fogo baixo, misturando sem parar até que tenha consistência para enrolar. Acrescente o gergelim, misture e deixe esfriar. Unte as mãos, faça bolinhas e passe nas sementinhas.

Bolo de gergelim com recheio de coco

Ingredientes

Da massa

2 colheres de gergelim torrado e triturado
250 g de margarina
2 e ½ xícaras (chá) de açúcar
2 e ½ xícaras (chá) de farinha de rosca
1 xícara (chá) de chocolate em pó solúvel
1 xícara (chá) de leite
2 colheres (chá) de fermento em pó
½ copo de coco fresco ralado
3 ovos

Da cobertura

1 lata de creme de leite
2 colheres (sopa) de chocolate em pó (solúvel)
5 colheres (sopa) de açúcar

Do recheio

1 lata de leite condensado
½ coco ralado
2 gemas
1 colher (sopa) de amido de milho

Preparo da massa

Bata a margarina com o açúcar e as gemas. Aos poucos, vá juntando o leite e os ingredientes secos até formar um creme. Bata as claras em neve e misture com outros ingredientes. Por último, o fermento.

Coloque a massa em fôrma untada e polvilhada. Leve ao forno pré-aquecido para assar durante 30 minutos, aproximadamente.

Preparo da cobertura

Leve tudo ao fogo e misture até desprender da panela. Cubra o bolo, formando uma camada fina.

Preparo do recheio

Misture tudo e leve ao fogo. Mexa até engrossar. Coloque no centro e nas laterais do bolo.

Doce de gergelim

Ingredientes

½ kg de gergelim
1 litro de água
3 xícaras (chá) de açúcar
Farinha de mandioca
Pimenta do reino

Preparo

Coloque o gergelim para torrar. Em outra panela, ferva a água e o açúcar. Depois acrescente o gergelim torrado de uma só vez. Vá adicionando, aos poucos, a farinha de mandioca até engrossar. Antes de tirar do fogo, coloque uma pitada de pimenta do reino a gosto. Deixe 2 ou 3 minutos e retire do fogo.

Importante: Não deixe o doce cozinhar por muito tempo para não perder o gosto. Se a calda estiver muito açucarada e o doce não engrossar, acrescente água até conseguir o ponto de um pirão.

Halawe (doce árabe de gergelim)

Ingredientes

200 g de pasta de gergelim (tahine)
100 g de mel
100 g de açúcar
1 colher (sopa) de açúcar vanile
1 colher (sopa) de suco de limão

Preparo

Misture todos os ingredientes e bata até formar uma massa homogênea. Enforme e leve ao refrigerador.

Leite de gergelim

Ingredientes

½ xícara (chá) de semente de gergelim
1 xícara (chá) de água mineral gelada

Preparo

Deixe as sementes de gergelim hidratarem em água filtrada por 4 horas (ou mais). Coloque as sementes e a água usada no liquidificador e acrescente a água mineral gelada. Bata tudo e coe. Guarde a camada que fica sobre a peneira para preparar uma pasta ou patê.

Pãezinhos de gergelim (opção 1)

Ingredientes

Da massa

2 colheres (sopa) de azeite
1 cebola picada em tiras finas
1 colher (sopa) de açúcar demerara
1 envelope de fermento biológico em pó
½ xícara (chá) de leite desnatado
1 colher (sobremesa) de sal
Orégano
3 xícaras (chá) de farinha de trigo
1 ovo

Da cobertura

1 ovo
2 colheres (sopa) de gergelim

Preparo da massa

Aqueça uma panela e coloque a cebola, o azeite e o orégano. Refogue e reserve. Em um recipiente, misture primeiro o fermento com um pouco de farinha e adicione o açúcar, o refogado, o ovo, o leite, o sal e, aos poucos, o restante da farinha de trigo. Mexa com as mãos e depois de dar o ponto, deixe crescer. Faça 12 bolinhas, e coloque numa fôrma.

Preparo da cobertura

Pincele as 12 bolinhas com ovo, salpique com gergelim e leve ao forno (médio) para assar.

Pãezinhos de gergelim (opção2)

Ingredientes

20 g de fermento de padeiro
100 ml de água morna
40 g de farinha
150 ml de leite morno
30 g de açúcar
40 g de margarina amolecida
2 gemas
1 colher (café) de sal
Sementes de gergelim

Preparo

Desmanche o fermento de padeiro na água e junte 100 gramas de farinha até obter uma massa. Mergulhe essa massa numa tigela com o leite morno e deixe levedar até duplicar de volume. Coloque o sal na farinha que sobrou e peneire em um recipiente grande. Junte o açúcar, a margarina amolecida, a massa fermentada, o leite e uma das gemas. Amasse tudo muito bem até que a massa se desprenda do recipiente. Cubra com um pano enfarinhado, coloque em local aquecido e deixe repousar. Passada cerca de uma hora, coloque a massa sobre uma superfície lisa, previamente polvilhada com farinha, e abra com um rolo. Corte em vários pedaços, estenda-os e coloque-os sobre um tabuleiro.

Pão integral com gergelim

Ingredientes

1 copo (250 ml) de água morna
½ colher (sopa) de fermento biológico seco instantâneo
1 colher (sopa) rasa de mel
1 colher (chá) de óleo de gergelim torrado
2 colheres (sopa) de gergelim
250 g de farinha de trigo branca
250 g de farinha de trigo integral
½ colher (sopa) de sal
Gema para pincelar

Preparo

Misture a água, o fermento, o mel e 3 colheres (sopa) de farinha de trigo. Deixe agir, em média, por 5 minutos e então acrescente o óleo, o sal e, pouco a pouco, a farinha. Vá misturando até obter uma bola de massa pegajosa. Transfira-a para a sua superfície de trabalho, devidamente enfarinhada, e sove-a até que ela fique homogênea e macia. Disponha-a em uma tigela untada, cubra e deixe crescer até dobrar de volume. Em seguida, abaixe a massa com algumas batidinhas, divida-a em porções do tamanho do pão que deseja obter e abra cada uma delas. Salpique gergelim e amasse um pouco, até incorporar. Depois, modele os pãezinhos, coloque-os em assadeira untada e enfarinhada e deixe-os crescer mais um pouco. Pincele-os com a gema, salpique com o gergelim restante e leve para assar em forno pré-aquecido a 190 °C, por 25 minutos ou até ficarem dourados.

Palitos de trigo integral com gergelim

Ingredientes

2 xícaras (chá) de farinha integral fina
1 colher (chá) de sal marinho
4 colheres (sopa) de óleo
1 colher (chá) de mel
⅔ de xícara (chá) de água
Claras de ovos para pincelar
Gergelim a gosto
Margarina para untar

Preparo

Na tigela da batedeira, misture os ingredientes secos. Acrescente o óleo e misture. Junte o mel e a água lentamente, misturando em velocidade mínima, formando uma massa de consistência média. Bata bem. Em uma superfície, estique com o rolo até 1 centímetro de espessura, corte em tiras de 1 centímetro de largura por 8 centímetros de comprimento, passe clara de ovo e salpique gergelim. Coloque em assadeira untada e leve para assar rapidamente, até dourar.

Vitamina com gergelim

Ingredientes

2 colheres de sopa de sementes cruas de gergelim branco
½ litro de suco de laranja doce
200 g de mamão maduro
1 colher (sopa) de aveia integral em flocos
Mel a gosto

Preparo

Bata o gergelim no liquidificador com um pouco de água até formar um creme. Acrescente os demais ingredientes, deixando o mel por último. Se ficar grossa, adicione um pouco de água.

Vitamina de maçã e gergelim

Ingredientes

1 xícara (chá) de leite de gergelim
1 maçã descascada e picada
Canela em pó a gosto
Folhas secas de estévia (opcional)

Preparo

Bata tudo no liquidificador e tome em seguida.

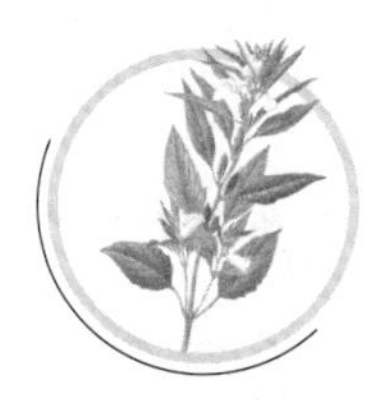

REFERÊNCIAS BIBLIOGRÁFICAS

BALBACH, Alfons. Plantas Medicinais. In: *A flora nacional na medicina doméstica.* 7. ed. São Paulo: A edificação do lar, 1978

BENSKY, Dan. *Chinese herbal medicine: matéria médica*. Compilado e traduzido por Dan Bensky e Andrew Gamble. Seattle: Eastland Press, 1993.

CARPER, Jean. *Alimentos, o melhor remédio para a boa saúde*. 9. ed. Campinas: Ed. Campus. 1995

CARVALHO, José Carlos Tavares, Drogas Laxativas. Texto xerocado do Curso de Fitoterapia. Ibehe. 6 abr. 2002.

DICIONÁRIO Espanhol/Português. Porto: Porto Editora, 1994.

EMBRAPA. Ministério da Agricultura, Pecuária e Abastecimento. A cultura do gergelim, *Circular Técnica*, n. 83, maio de 2005.

EWIN, Jeannette. *O lado sadio das gorduras*. Rio de Janeiro: Ed. Campus, 1997.

GERSHON, Michael D. *O segundo cérebro*. Rio de Janeiro: Ed. Campus, 2000.

HENDLER, Sheldon Saul. *A enciclopédia de vitaminas e minerais*. Campinas: Ed. Campus, 1997.

HSU, Hong-Yen e cols. *Matéria médica oriental: um guia conciso*. São Paulo: Ed. Roca, 1999.

JOLY, Aylthon Brandão. *Botânica: introdução à taxonomia vegetal*. São Paulo: Cia Editora Nacional, 1979.

KAMEN, Betty. Sesame: the superfood seed and how it can add vitality to your life. *Good Health Guide*. Series Editor Richard A. Passwater, Ph D. 1989.

KAUFMAN, Diná. *Teoria básica da medicina tradicional chinesa*. Rio de Janeiro: Ed. Atheneu Rio, 1999.

LU, Henry C. *Sistema chinês de curas alimentares*. São Paulo: Ed. Roca, 1997.

________. *Curas herbais chinesas*. São Paulo: Ed. Roca, 1999.

________. *Alimentos chineses para longevidade*. São Paulo: Ed. Roca, 1997.

PITCHFORD, Paul. *Healing with whole foods: asian traditions and modern nutrition*. Bekerley: North Atlantic Books, 2002.

ROGANS, Eve. *Fitoterapia Chinesa*. Coleção Sementes do saber. Tradução de Henrique Amat Rêgo Monteiro. Rantoul: Ed. Avatar, 1997.

SIMÕES, Claudia M. O. et al. Farmacognosia: da planta ao medicamento. 3. ed. Florianópolis: Ed. da UFSC, 2001.

WENBU, Xi. *Tratado de Medicina chinesa*. Tradução por Ysao Ymamura. São Paulo: Ed. Roca,1993.

WOLFRAM, Katharina. *O uso medicinal de óleos vegetais*. São Paulo: Ed. Pensamento, 2000.

YAMAMURA, Ysao. *Alimentos, aspectos energéticos*. 1. ed. São Paulo: Ed. Triom, 2001.

LEIA TAMBÉM...

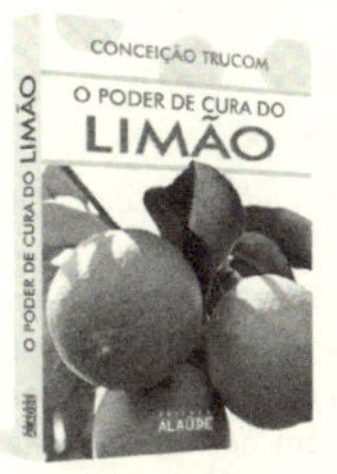

10 X 15 cm
200 páginas

O PODER DE CURA DO LIMÃO

Conceição Trucom

O poder de cura do limão *é um guia de Medicina caseira que todo lar deve ter. Um alimento natural, acessível a todos, disponível o ano todo e que pode ser facilmente utilizado em diversas técnicas terapêuticas de prevenção e tratamento de várias doenças. O limão – polpa e casca – é um alimento ímpar da natureza porque sua composição lhe confere propriedades múltiplas como: fortalecer ossos, órgãos e sistemas; ativar a circulação e o sistema imunológico, entre outros. Você se surpreenderá ao conhecer todo o potencial de cura que esta fruta nos oferece.*

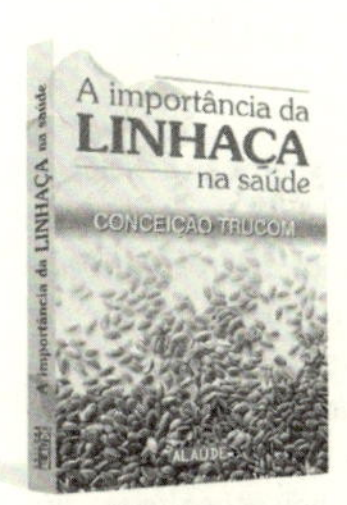

10 X 15 cm
152 páginas

A IMPORTÂNCIA DA LINHAÇA NA SAÚDE

Conceição Trucom

Este livro traz um estudo detalhado das propriedades nutracêuticas da linhaça, importante alimento para a conquista do equilíbrio orgânico, eficiente na prevenção de diversas doenças e no tratamento de alguns quadros de deficiência hormonal. Esta semente nobre proporciona energia sem aumentar o peso de quem a consome, além de ativar o sistema imunológico e prevenir contra o envelhecimento. Um livro para aqueles que estão em busca de uma vida mais saudável e acreditam que a natureza oferece saúde em abundância.

LEIA TAMBÉM...

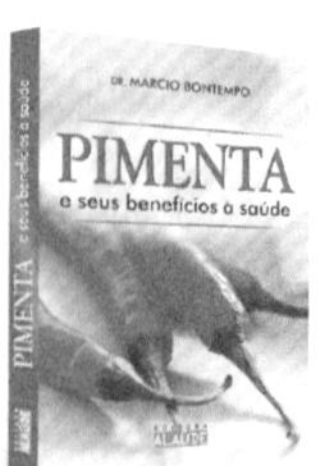

10 X 15 cm
152 páginas

PIMENTA E SEUS BENEFÍCIOS À SAÚDE

Dr. Marcio Bontempo

Você sabia que a pimenta, aquele condimento de sabor picante, traz diversos benefícios à saúde?
Na realidade, o poder nutricinal e medicinal fazem da pimenta um alimento muito saúdavel. Seu sabor ardente deve-se a uma substância com propriedades analgésicas e energéticas. Além de informações sobre suas aplicações medicinais, este livro apresenta algumas receitas nas quais a pimenta é o principal ingrediente, assim você poderá apreciar o sabor inconfundível desta autêntica especiaria.

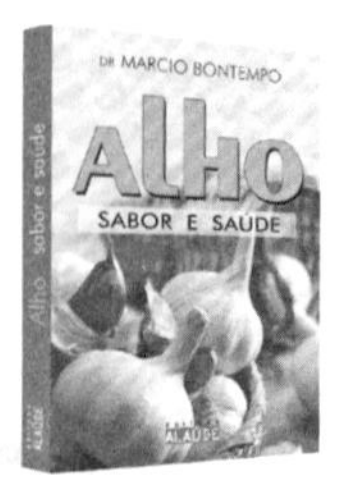

10 X 15 cm
152 páginas

ALHO - SABOR E SAÚDE

Dr. Marcio Bontempo

Não restam dúvidas acerca dos inúmeros benefícios do alho para a nossa saúde: é um antibiótico natural que combate muitas infecções, baixa o colesterol, protege o coração e favorece a circulação; é também um poderoso depurador e contém uma dose elevada de vitamina C, além de selênio – mineral antioxidante –, sendo ainda recomendado para o alívio de perturbações respiratórias. Conheça mais detalhadamente as indicações de seu uso no combate e prevenção de enfermidades, bem como os diversos benefícios que este alimento proporciona à sua saúde, além de aprender como escolhê-lo na hora da compra, como armazená-lo e como utilizá-lo para aproveitar melhor as suas propriedades em deliciosas receitas.

LEIA TAMBÉM...

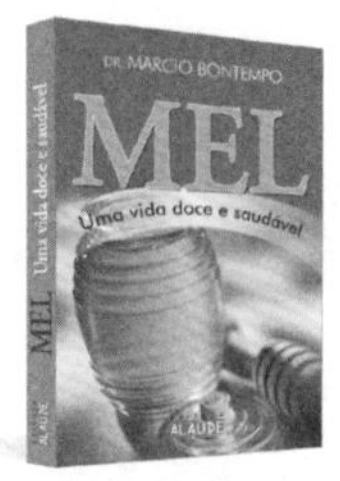

10 X 15 cm
152 páginas

MEL - UMA VIDA DOCE E SAUDÁVEL

Dr. Marcio Bontempo

Mel - Uma vida doce e saudável mostra as propriedades, curiosidades, benefícios para a saúde e indicações de uso do mel, seja ele puro ou combinado com outros elementos como gengibre, eucalipto, canela, etc. Um verdadeiro guia para aqueles que estão em busca de uma vida mais saudável e acreditam que a natureza oferece saúde em abundância. Estudos mostram que o mel também é um bom coadjuvante no tratamento de problemas pulmonares, da garganta, do coração e da visão, além de tonificar e rejuvenescer a pele e os músculos.

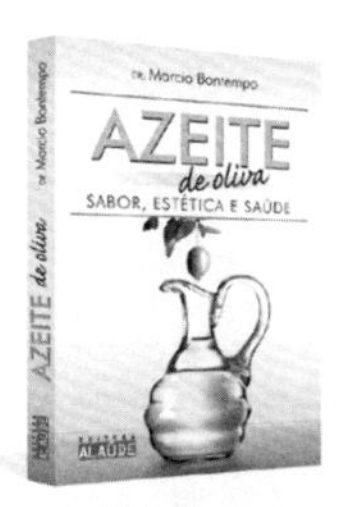

10 X 15 cm
152 páginas

AZEITE DE OLIVA - SABER, ESTÉTICA E SAÚDE

Dr. Marcio Bontempo

O azeite de oliva é um produto alimentar muito antigo, produzido a partir da prensagem de azeitonas. Azeite de Oliva – Sabor, estética e saúde *reúne informações sobre as propriedades, usos e aplicações do azeite de oliva na alimentação, no tratamento de disfunções, na estética e cosmética, na prevenção de doenças e na manutenção da saúde, mostrando por que o azeite tem sido tão recomendado na atualidade, e trazendo dicas de como utilizar esse saboroso alimento para ter uma dieta nutritiva, gostosa e muito saudável.*

Para conhecer outros títulos sobre nutrição e saúde, acesse o site **www.alaude.com.br**, cadastre-se, e receba nosso boletim eletrônico com novidades.

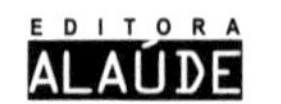

Impressão e Acabamento